Let's ask a doctor mental health

心のお医者さんに聞いてみよう

パニック症「発作が怖い!」がなくなる本

予期不安・広場恐怖症の治療法

心療内科医・精神科医　横浜クリニック院長
境洋二郎 監修

大和出版

はじめに

パニック症（パニック障害）は、不安症（不安障害）の代表的な疾患のひとつで、予想もつかない場面で突然、心臓がドキドキバクバクし、呼吸が苦しくなるなどの身体症状と、どうにかなってしまいそうで死んでしまうのではないかという強い恐怖感などの精神症状が生じる「パニック発作」が起きることから始まります。その発作をくり返し経験し、また発作が起きるのではないかという「予期不安」が生じ持続します。発作が起きると、逃げられず助けてもらえない状況を避けるようになる「広場恐怖」、気分が沈み、意欲や興味の低下などが持続する「抑うつ状態」が併存することもしばしばあります。

最近では、起こっている症状を自ら調べてパニック症ではないかと考え来院される方や、ほかの医療機関ですでに診断や治療を受けているなかで来院される方も多くいらっしゃいます。

突然の強い不安や恐怖、つらい身体症状が生じるパニック発作に苦しんでいる方、持続的な不安で苦しんでいる方、特定の場面で発作が起きることを恐れ、行動が制限されて不自由な生活で苦しんでいる方など、それぞれ困っている状態が異なります。

救急受診して一般的な検査を受けても異常はないと言われることが多いのですが、脳内の不安中枢の活発な働きで生じると考えられる「パニック発作」、意図していなくてもつらい発作症状と場面・状況・身体感覚が結びついてしまい、不安や恐怖の条件づけで生じると考えられる「予期不安」「広場恐怖」などの症状の成り立ちを考え、有効な治療を解説します。

適切な治療を行い、つらい症状や制限された行動が改善され、それぞれの方のさまざまな生活場面で、じゅうぶんに能力が発揮できるようになることを願っております。

心療内科医・精神科医
横浜クリニック院長
境 洋二郎

CONTENTS

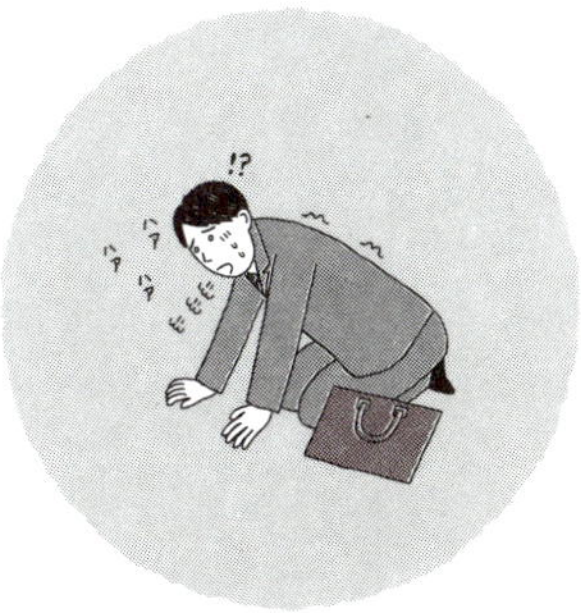

Part2

医療機関での診断・治療
パニック症の段階に合わせて薬物療法と心理療法で治していく

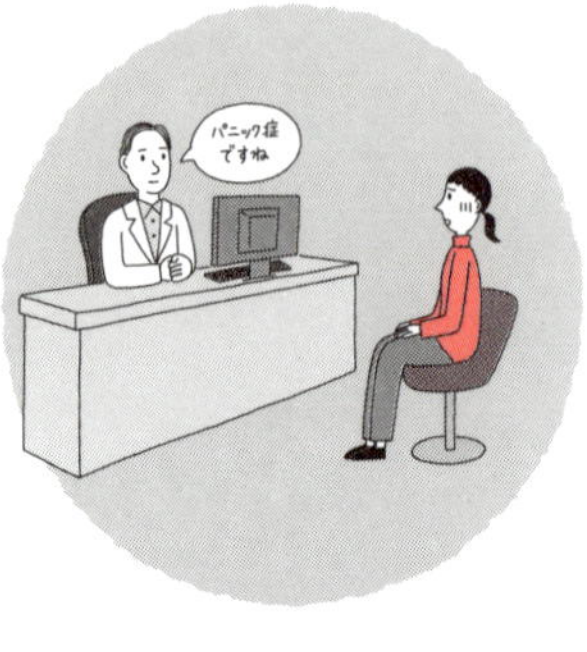

CONTENTS

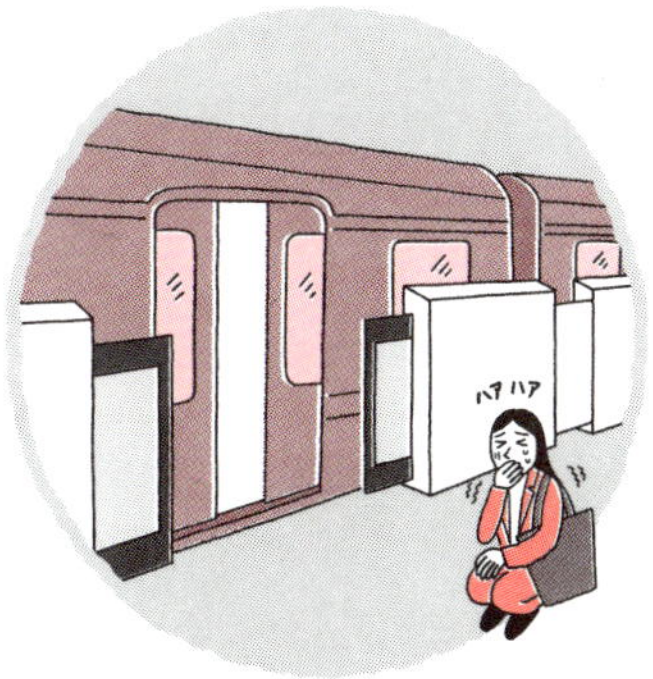

Part4

エクスポージャーのレッスン
不安を生む条件づけを消し去って、自由な毎日を手に入れる

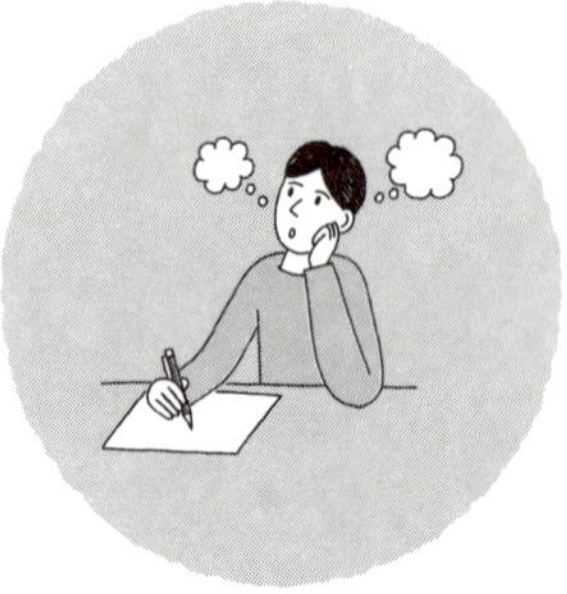

イラスト●サノマキコ
デザイン●酒井一恵

Part 1

さまざまな症状

発作・予期不安・広場恐怖が生活の自由を奪う

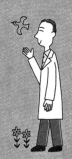

パニック症の症状はさまざまです。
急に息苦しさを感じる身体症状に悩む人もいれば、
発作が起きることに不安を感じている人、
不安から特定の場所に行けずに困っている人など。
症状により生活の幅は狭まり、
自由が奪われてしまいます。

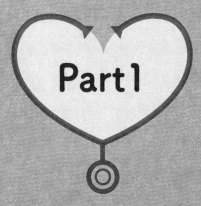

予期できないパニック発作、その不安から限定的な生活に

発作と不安が生み出す症状

パニック症は、大きく分けて3つの症状があらわれます。急に動悸や息苦しさ、めまいなどの身体症状があらわれる「パニック発作」。パニック発作が起きたらどうしようという不安が続く「予期不安」。パニック発作が起きても逃げ出せないような状況・場所を回避するようになる「広場恐怖」です。

パニック症 3つの主症状

1 前触れもなく生じ、死ぬほどの恐怖が襲う パニック発作

前触れがなく、予期できない状況で、突然、激しい恐怖・不快感や、動悸や息苦しさ、めまいなどをともなう。症状は通常10分以内にピークに達し、徐々に消えていく。

- □ 手足がしびれる
- □ 腹部にいやな感じがあり、吐き気を覚える
- □ めまいやふらつき、頭がフワッとする感じがある
- □ 冷汗が出る
- □ 冷感または熱感がある
- □ 自分が自分ではない感覚に襲われる
- □ 心臓がドキドキする
- □ 胸が締めつけられるように痛い
- □ 呼吸が速くなり、息苦しくなる

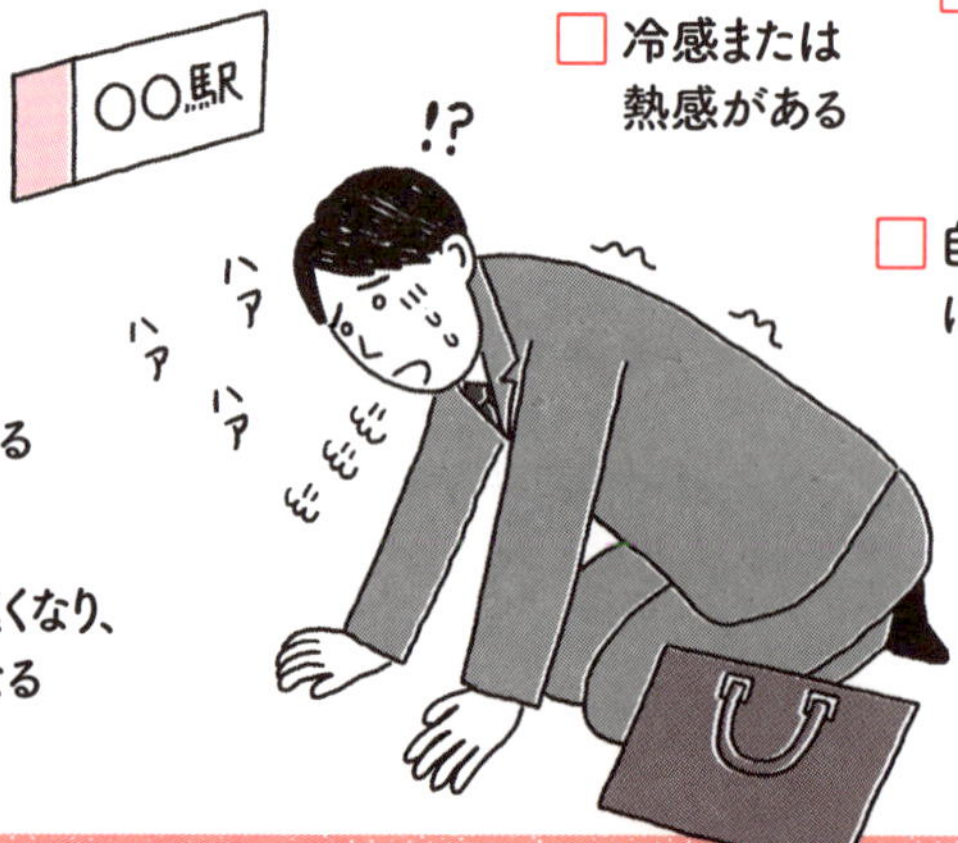

2 また発作が起きたら……という恐怖
予期不安

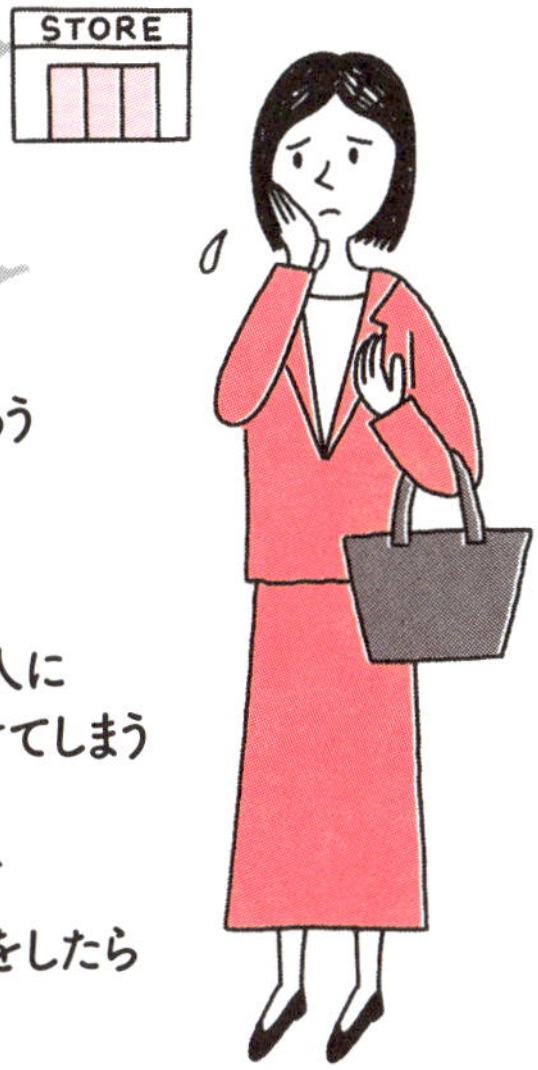

- □ 発作が起きたらどうしよう
- □ 発作が起きたら大変なこと（死・重病など）になる
- □ 発作で事故にあうかもしれない
- □ 発作で他人に迷惑をかけてしまう
- □ 失禁や嘔吐などみっともないことをしたらどうしよう

また発作が起こるのではないか、人に迷惑をかけるのではないかといった不安が生じる。予期不安自体に、パニック発作同様の身体症状をともなうこともある。

3 逃げ出せない状況・場所が怖い
広場恐怖

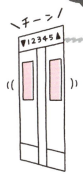

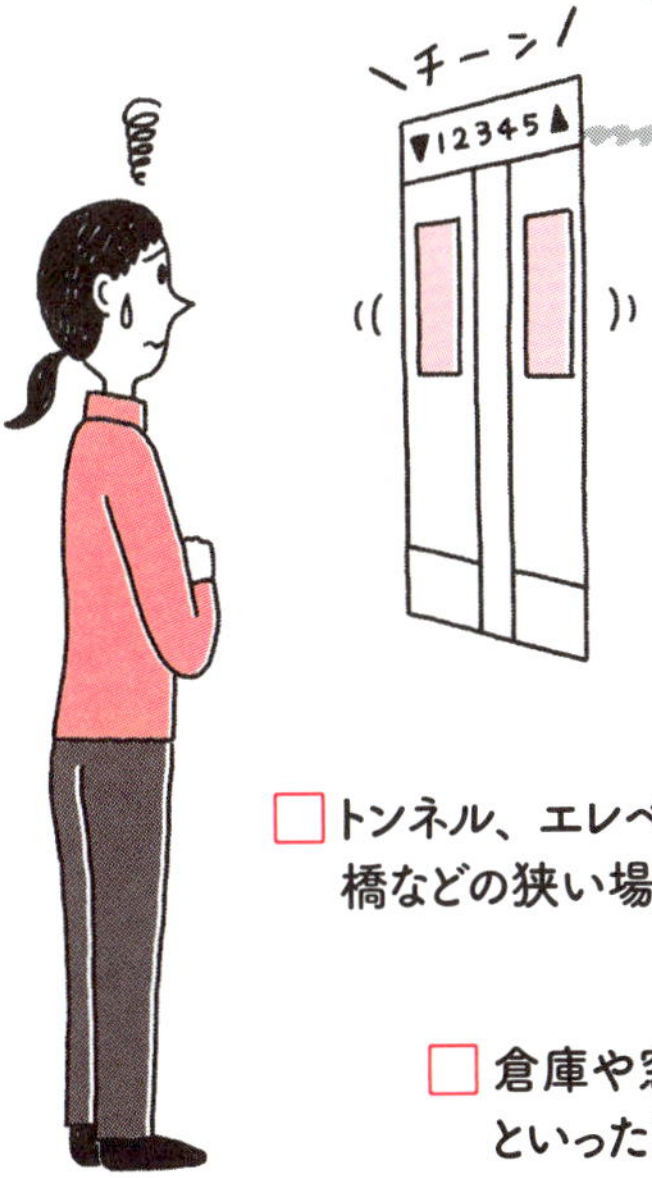

- □ 新幹線、航空機や地下鉄などの公共交通機関
- □ ヘアサロン、デンタルクリニック、会議、行列、高速道路の渋滞など拘束状態に置かれる場所
- □ トンネル、エレベーター、橋などの狭い場所
- □ 倉庫や窓のない部屋といった閉鎖空間

パニック発作が起きたときに、助けを得られないような状況・場所に恐怖を感じ回避する。恐怖対象が広がると家から出られなくなることもある。

あなたはいまパニック症のなにに苦しんでいますか？

さまざまな段階があり、悩みも対処も異なる

パニック症の患者さんの困りごとは段階によりさまざまです。くり返す発作に悩まされる人、「発作が起きるかも」という予期不安におびえている人、予想外の発作は落ち着いているものの、発作と関連づけた場所を避け、生活が制限されている人、またうつ病などほかの精神疾患を併発している人……。

いまの自分の状態を理解したうえで、治療にのぞむことが大切です。

パニック症の初期に多い！

発作そのものに困っている

●Aさん（30歳・男性）の場合

ある日突然、強い動悸と呼吸困難に襲われました。手足が震え、冷や汗が噴き出し、その場で倒れ込み、救急車を要請。しかし、救急外来での検査では異常は見られませんでした。それ以降、電車に乗っているときと会議中に発作を数回起こし、友人の勧めでメンタルクリニックを受診しました。

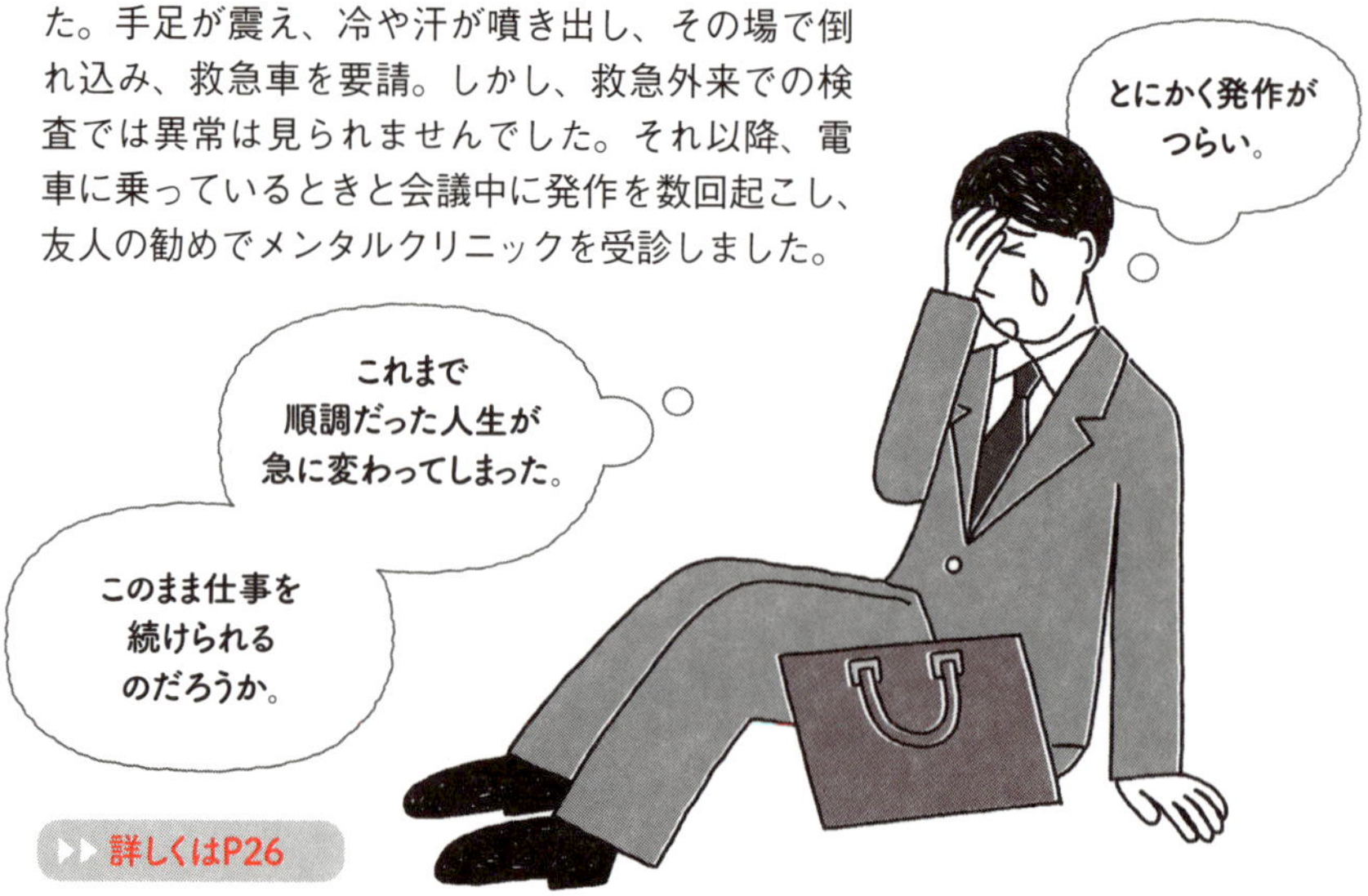
とにかく発作がつらい。
これまで順調だった人生が急に変わってしまった。
このまま仕事を続けられるのだろうか。

▶▶ 詳しくはP26

発作が起きたらどうしよう……

いつも不安でしかたない

●Bさん（35歳・女性）の場合

Bさんは小学1年生の長女と保育園に通う長男の子育てをしながら仕事をしています。

あるとき長男を保育園に送り届けるバス内で、初めてのパニック発作を経験。すぐにまわりの人に助けられ、夫に来てもらうことでなんとかなりました。

その後も発作をくり返し、パニック症と診断されました。初回ほどの大きな発作は起こっていませんが、「また発作を起こして、子どもになにかあったら……」という恐怖がぬぐえません。

いつも漠然とした不安がありますが、とくに公園やバスのなかなどでは不安が高まります。

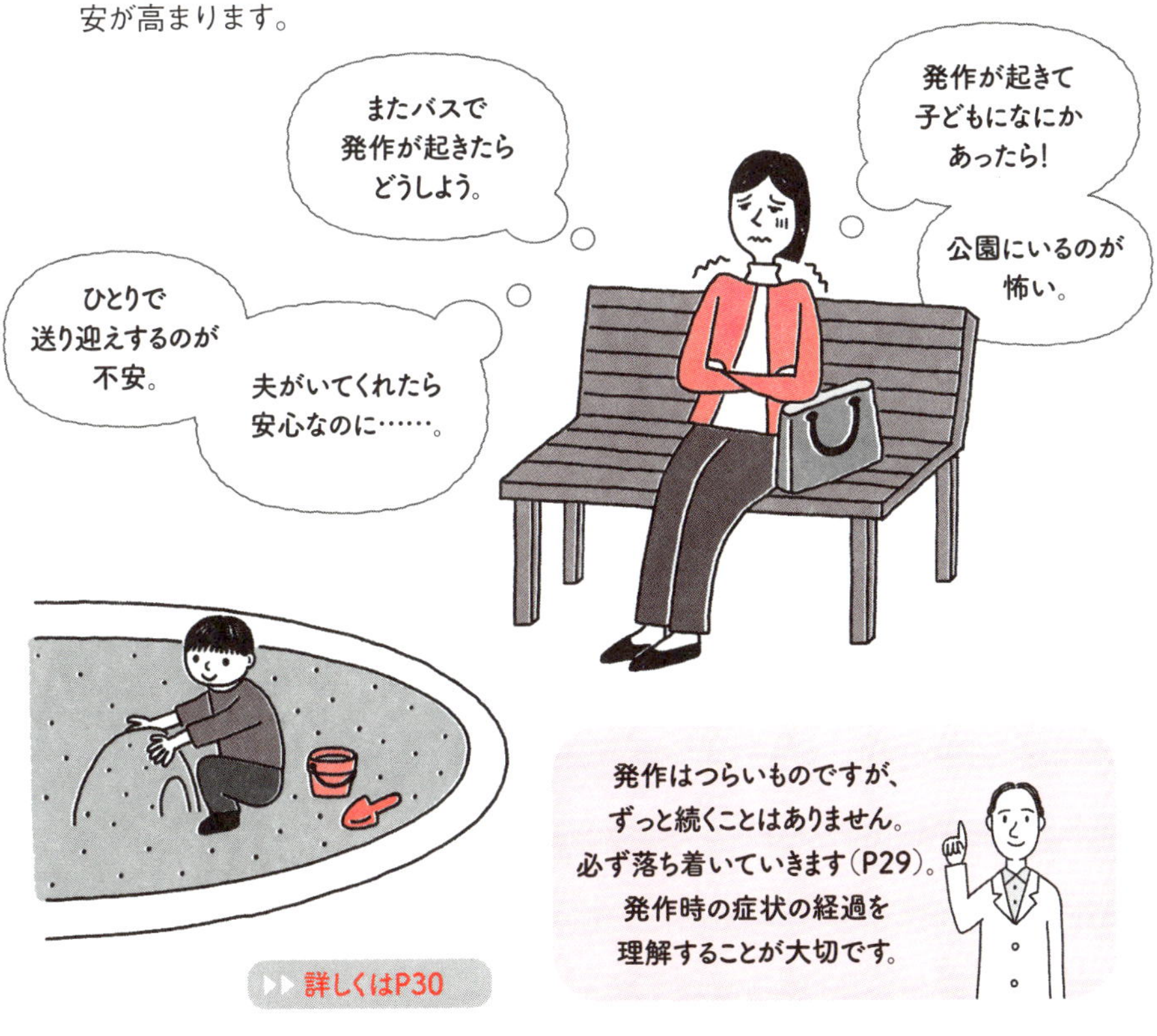
またバスで発作が起きたらどうしよう。

発作が起きて子どもになにかあったら!

公園にいるのが怖い。

ひとりで送り迎えするのが不安。

夫がいてくれたら安心なのに……。

発作はつらいものですが、ずっと続くことはありません。必ず落ち着いていきます（P29）。発作時の症状の経過を理解することが大切です。

▶▶詳しくはP30

発作が怖い、場所や状況も怖い……

外出することがままならない

●Cさん（18歳・男性）の場合

Ｃさんは大学受験を控えた高校３年生の秋、初めてパニック発作を起こしました。教室で突然の動悸、呼吸困難で倒れてしまい、保健室で休養。

その後も通学途中や試験中に発作を起こし、登校に強い不安を感じるようになりました。

医療機関で診察を受け、最終的に心療内科でパニック症の診断が下りました。

薬物療法を受けていますが、バスや電車に乗ることができず、学校には行けなくなってしまいました。

発症から３か月が経ちますが、自宅から出ようと思うと、不安が高まります。

電車もバスも
乗りたくない。
学校に行くのがつらい。

外に出ることが
怖くなってしまった。

クリニックにも
定期的に通うことが
できない。

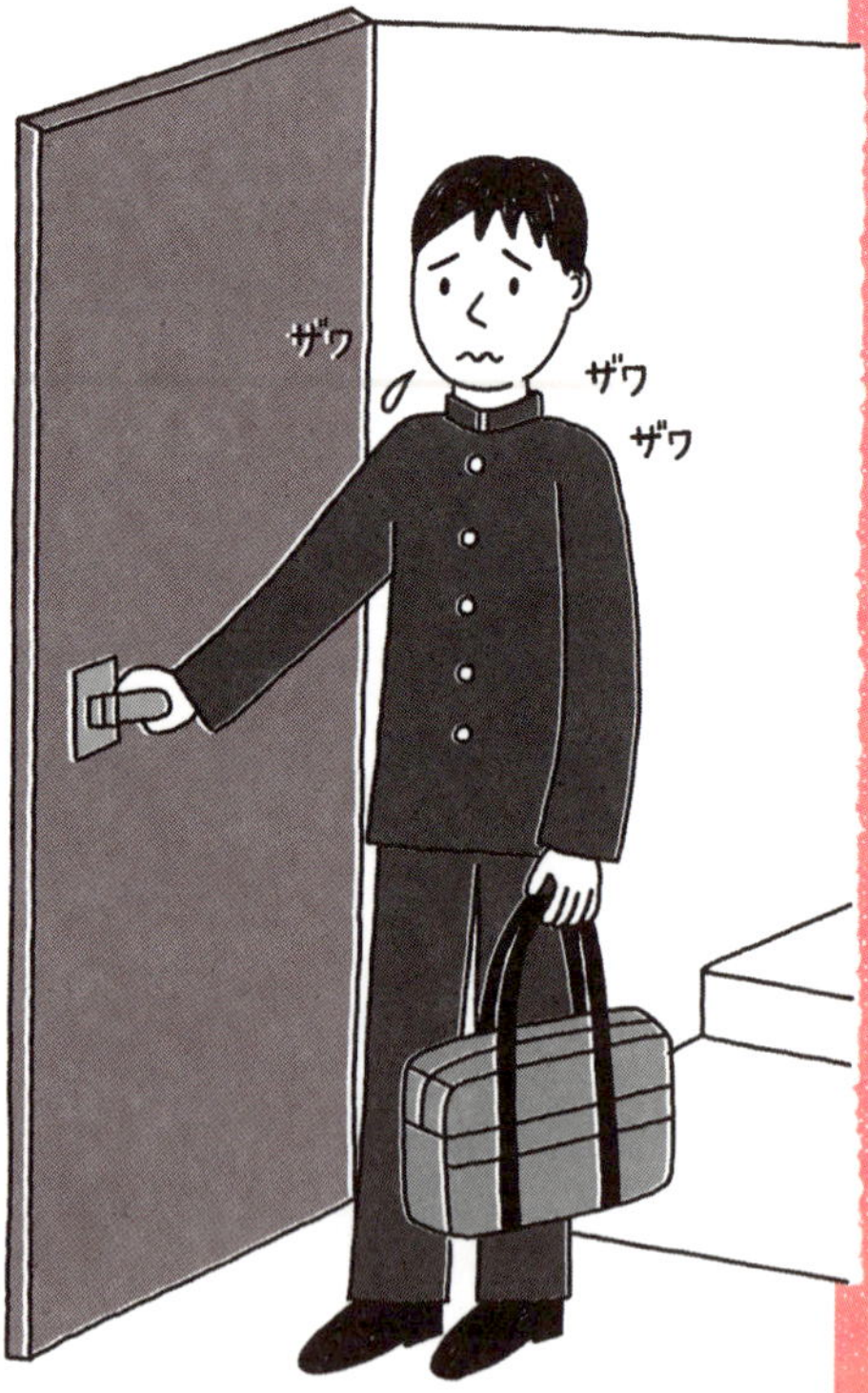

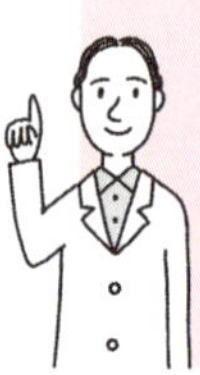

パニック症から始まり、
発作が起きたら
逃げられないような
状況や場所を避けるようになる
「広場恐怖」を起こす人も。
このような場合では、
薬物療法だけでなく、
心理療法が有効です。
主治医に相談してみましょう。

▶▶ 詳しくはP30・32

症状が起きそうな場所・状況が怖くて……

行動に制限が生まれている

●Dさん（25歳・女性）の場合

Webの編集制作会社に勤務するDさんは、ある日電車内でパニック発作を起こしました。それから通勤時や外出時に発作をくり返すようになり、パニック症と診断され、薬をのみ始めました。

いまは予想外の発作は落ち着いていますが、発作が起きそうな場所が怖くて、足を踏み入れることができずに困っています。

電車（とくに満員電車）で通勤できません。地下鉄はさらに苦手で、地下鉄構内に入ると震えが起こります。できるだけ自転車を使い、早朝や深夜に移動しています。

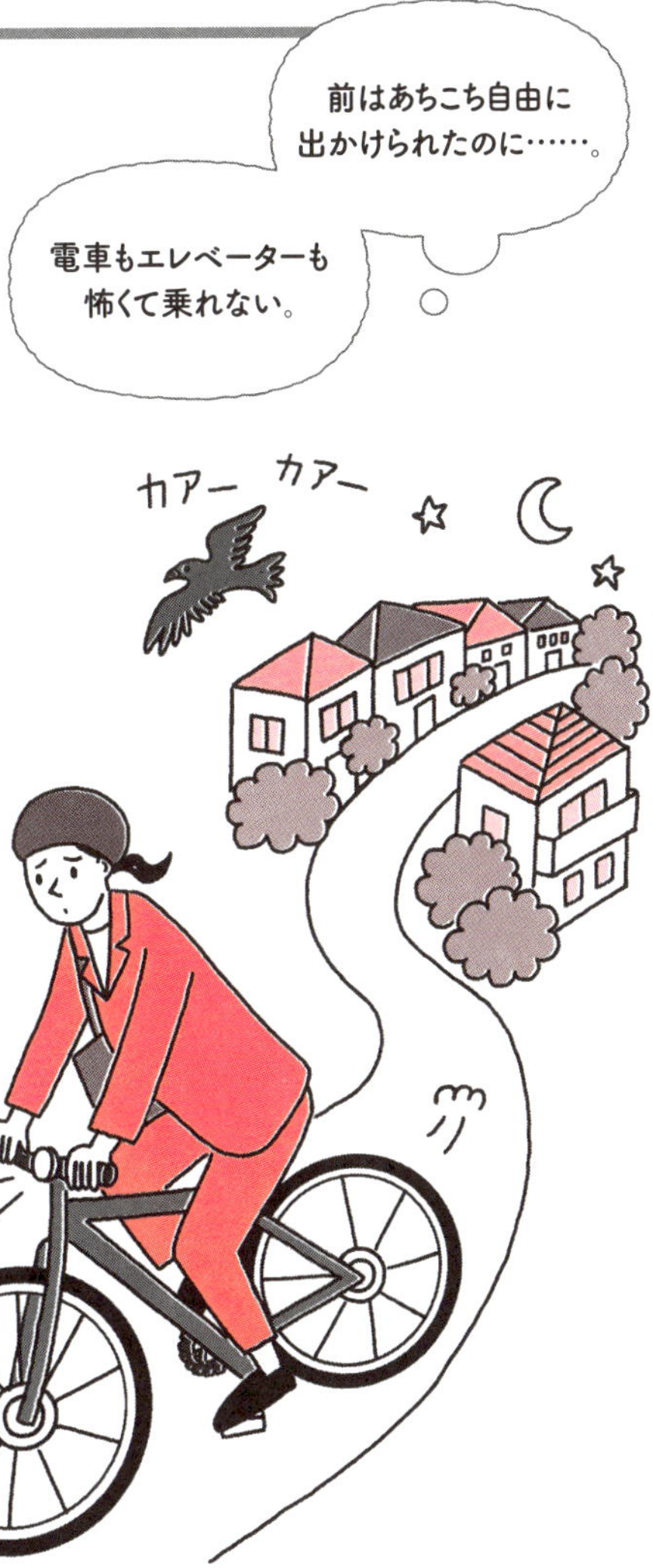
前はあちこち自由に出かけられたのに……。
電車もエレベーターも怖くて乗れない。
カアー　カアー

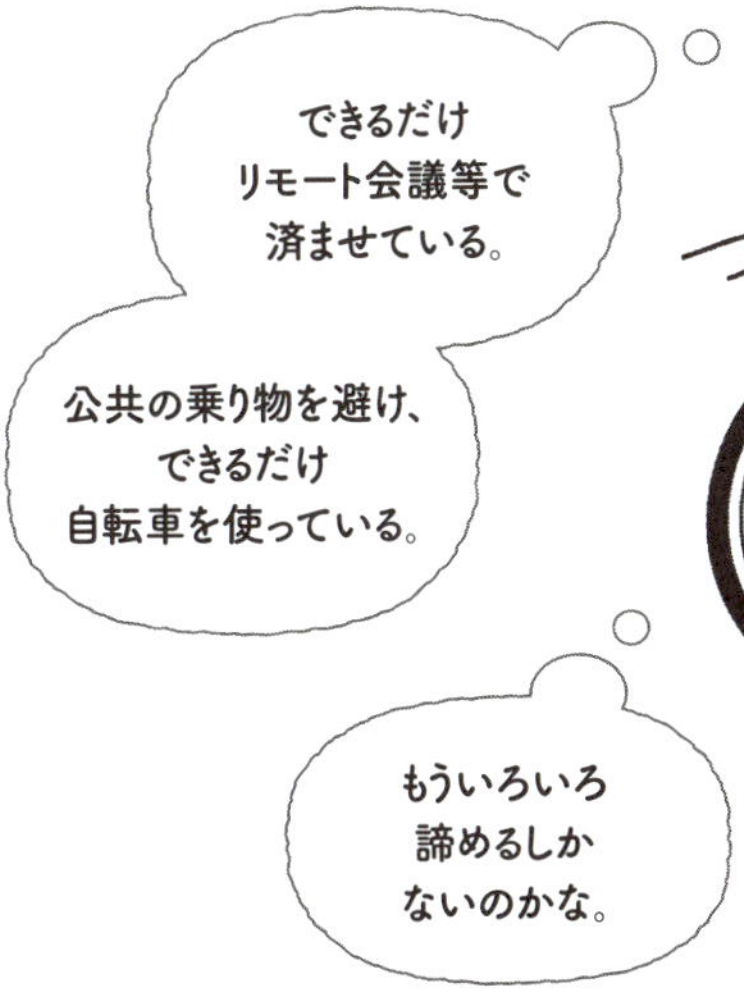
できるだけリモート会議等で済ませている。
公共の乗り物を避け、できるだけ自転車を使っている。
もういろいろ諦めるしかないのかな。

▷▷詳しくはP30・32

パニック症が引き金となり
うつ病を併発してしまう

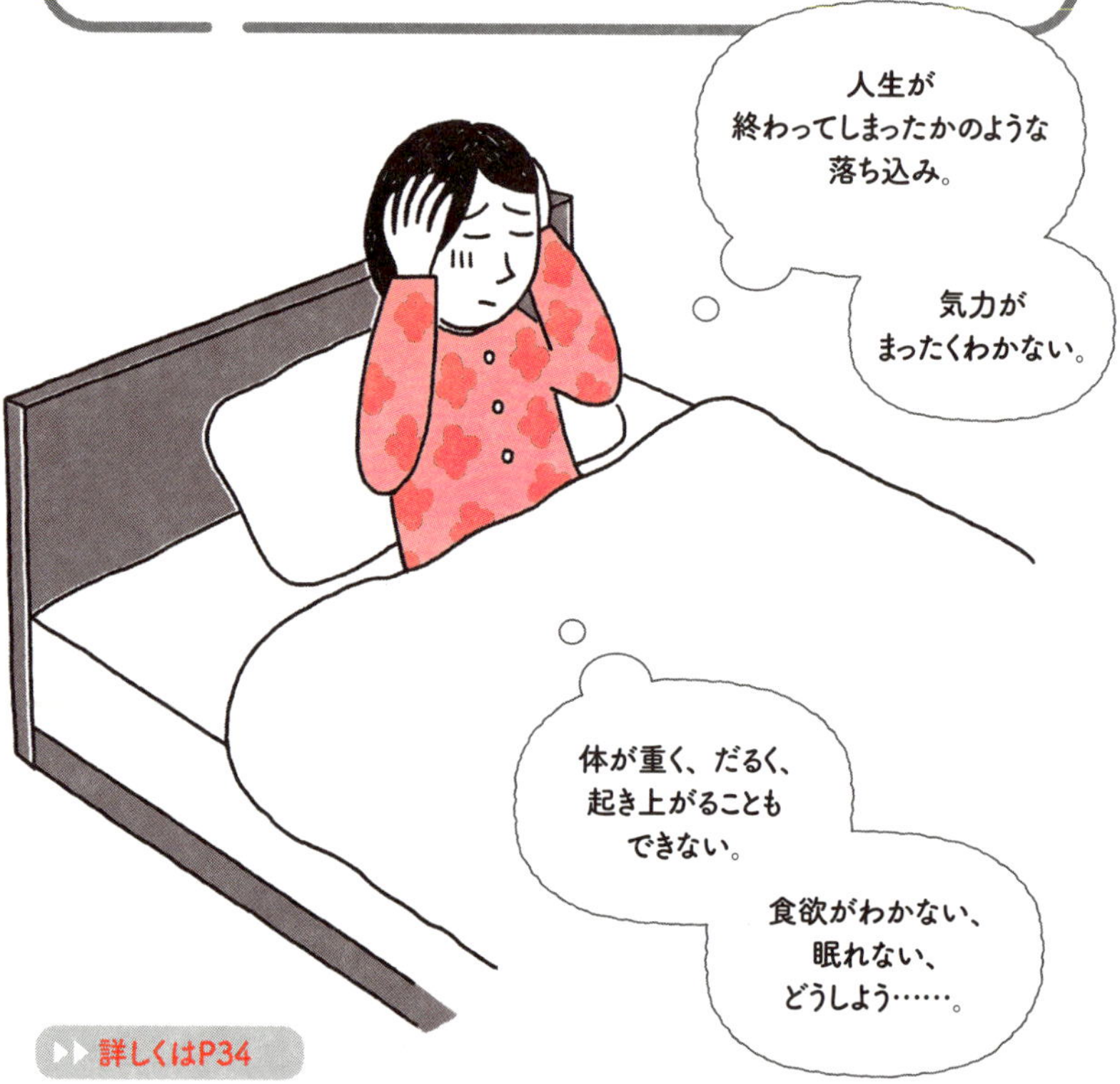
人生が
終わってしまったかのような
落ち込み。
気力が
まったくわかない。
体が重く、だるく、
起き上がることも
できない。
食欲がわかない、
眠れない、
どうしよう……。

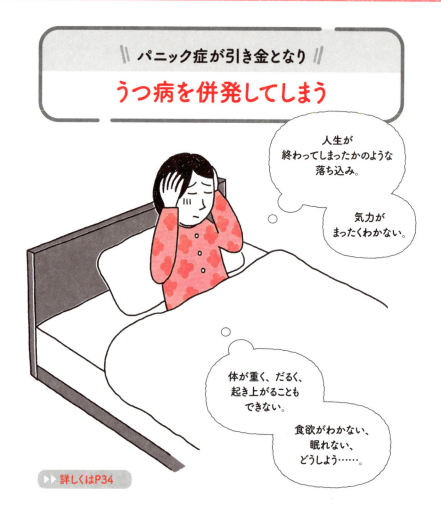

▶▶詳しくはP34

●Eさん（40歳・女性）の場合

仕事と家庭の両立と不妊治療がうまくいかず、離婚に至ったEさん。実家に戻り、両親との同居が始まり、生活が一変しました。通勤の途中で、激しい動悸に襲われ、過呼吸で倒れてしまいます。パニック症の診断を受けてからも、仕事は続けていましたが、徐々に落ち込みが激しくなっていきました。

生活の変化、離婚による喪失感もあいまって、食欲不振や不眠、疲れやすさなどのストレス症状があらわれるように。起き上がることも難しい日があり、会社を休むことが増えました。うつ病の診断が下り、休職することになりました。

こんな状態に悩む人もいる

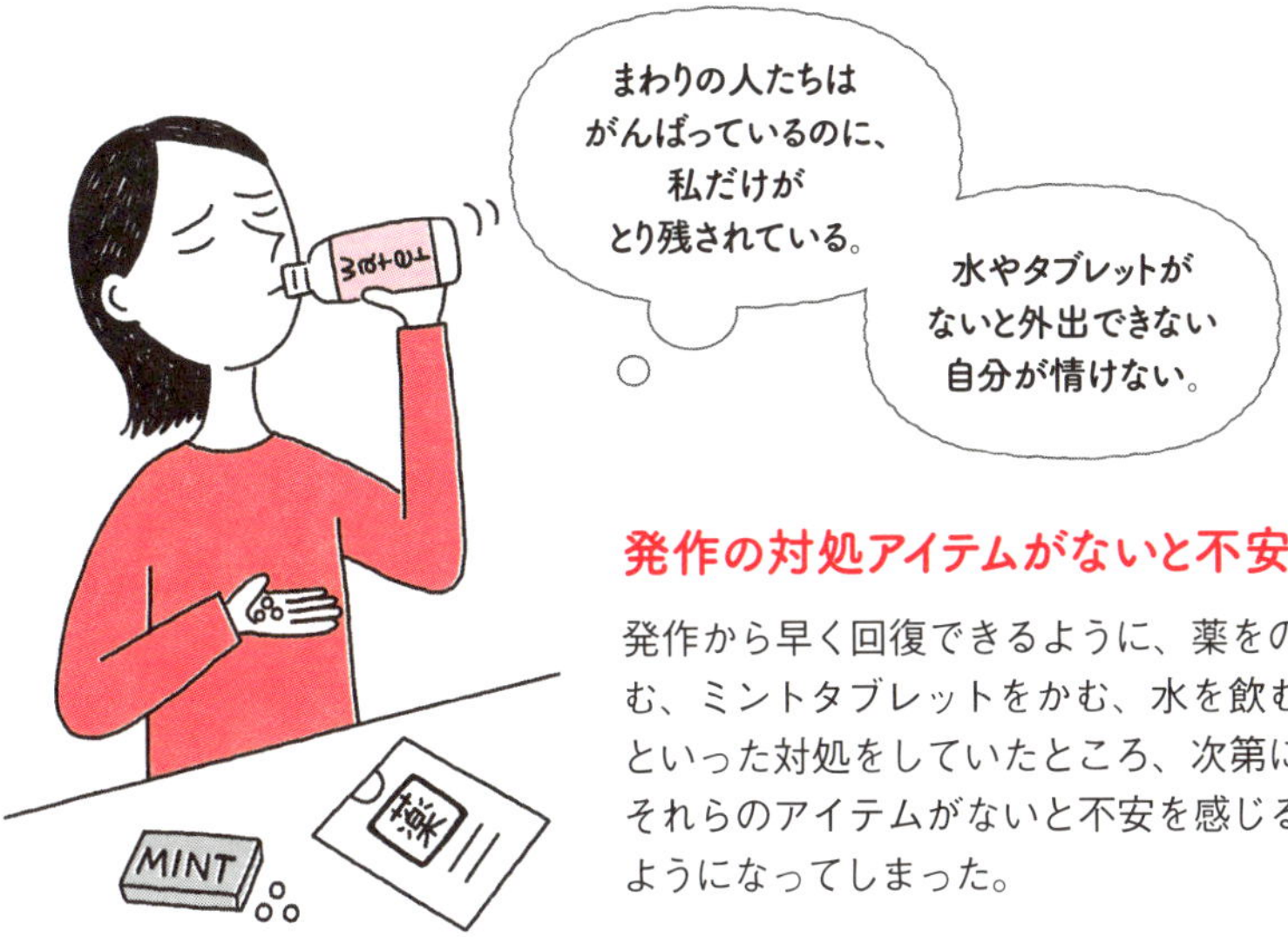
まわりの人たちは
がんばっているのに、
私だけが
とり残されている。
水やタブレットが
ないと外出できない
自分が情けない。
MINT
薬

発作の対処アイテムがないと不安

発作から早く回復できるように、薬をのむ、ミントタブレットをかむ、水を飲むといった対処をしていたところ、次第にそれらのアイテムがないと不安を感じるようになってしまった。

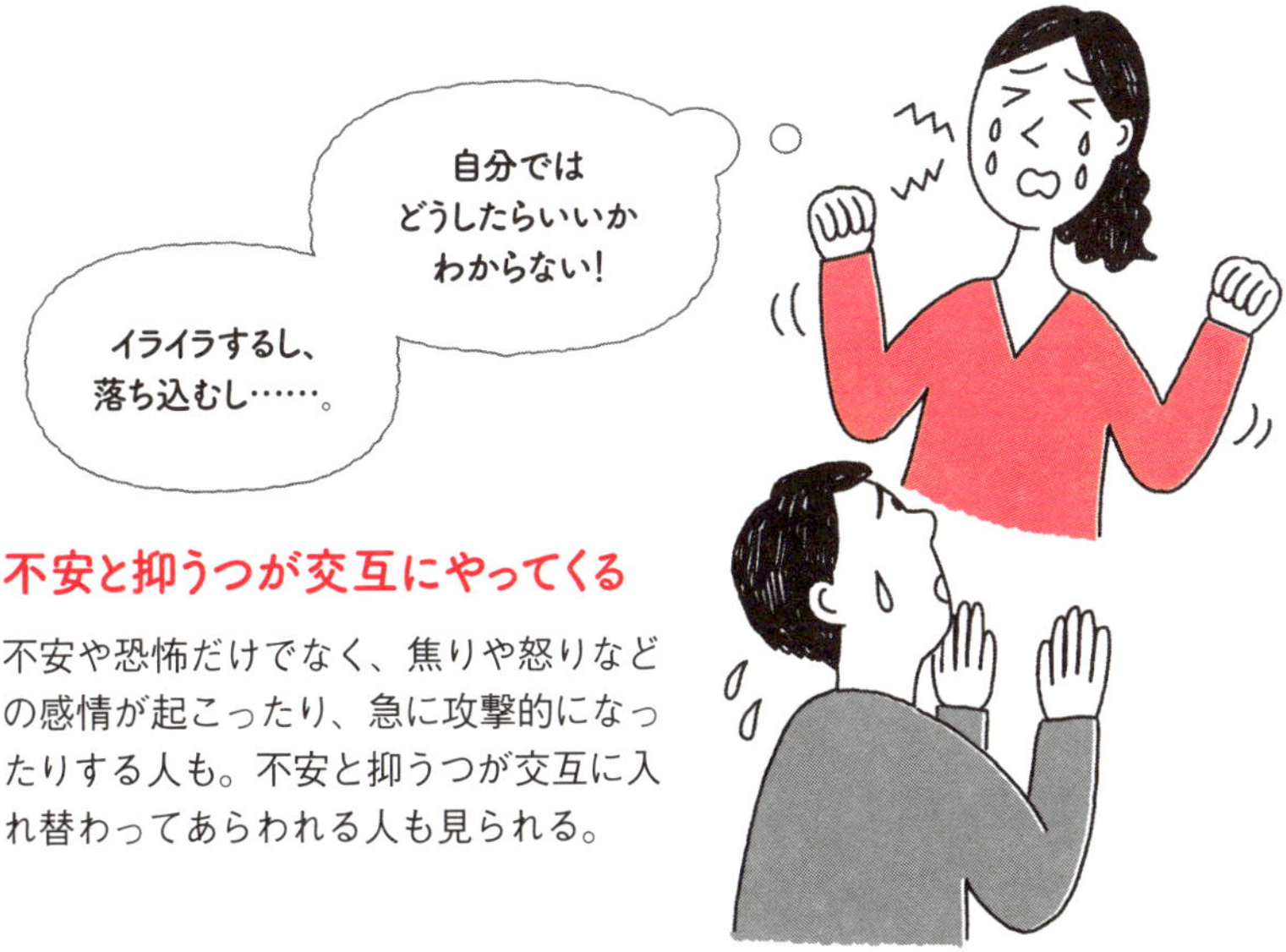
自分では
どうしたらいいか
わからない！
イライラするし、
落ち込むし……。

不安と抑うつが交互にやってくる

不安や恐怖だけでなく、焦りや怒りなどの感情が起こったり、急に攻撃的になったりする人も。不安と抑うつが交互に入れ替わってあらわれる人も見られる。

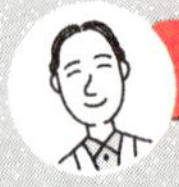

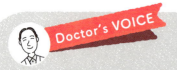

Doctor's VOICE

パニック症をだれに どこまで話したらよいか？

迷惑をかけるから知られたくない心理

患者さんの多くは、自分がパニック症であることを人に知られたくないと思っています。

「弱い人間だと思われたくない」「大事な仕事を任せてもらえなくなる」など理由はさまざまです。なかには「周囲に気をつかわせたくない」「人に迷惑をかけたくない」という思いを抱く人も多いようです。

けれども、病気をだれにも打ち明けずに人との接触を避け続けていると社会から孤立してしまいます。

その結果、抑うつ状態になったりうつ病を発症したりする恐れもあります。

ひとりの殻に閉じこもらず、家族やパートナー、周囲の人には自分の症状をできるだけ伝えておきましょう。

有名人の告白も。理解者も増えている

パニック症は 100 人に 1 ～ 3 人はかかる病気で、珍しいものではありません。

近年はタレントや俳優など有名人がカミングアウトして認知度が上がり、受診者も増えています。早期受診・早期治療で改善する人も増加しています。

「なぜ自分だけがこんなにつらい思いをしているんだろう」とひとり悶々と悩んでいた人でも、思い切って人に打ち明けたところ「じつは自分の親戚も」と言われて気分がラクになったという人も少なくありません。

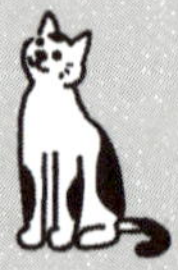

Part2

医療機関での診断・治療

パニック症の段階に合わせて薬物療法と心理療法で治していく

パニック症はひとつの病名ですが、
症状が幅広く、
ほかの病気との重なりも見られます。
医療機関ではご本人が
まずなにに困っているのかに
焦点を当てて話を聞き、
治療計画を立てていきます。

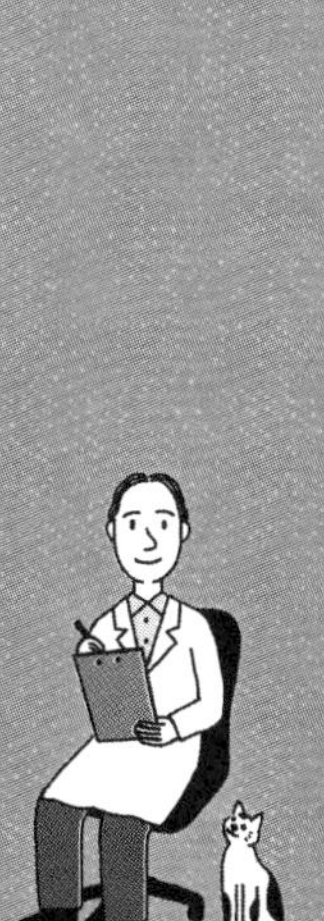

症状に応じて段階的な治療が行われる

検査をしても身体的な問題が出ない

パニック発作では、動悸や呼吸困難などの身体症状と死ぬほどの恐怖を感じ、救急車を呼ぶ人も多くいます。しかし、医療機関で検査をしても身体的な異常は見つかりません。

担当の医師から「パニック症」の見立てが出れば、精神を扱う医療機関へとつながることができます。

主症状

パニック発作

1 ▶ 身体的な問題がないか検査

パニック発作が起きたとき、救急外来や内科などにかかり、検査を受ける人が多い。パニック症以外の内臓やホルモンの病気でもパニック発作と同様の症状が起きるため、身体的な問題を除外することは大切。

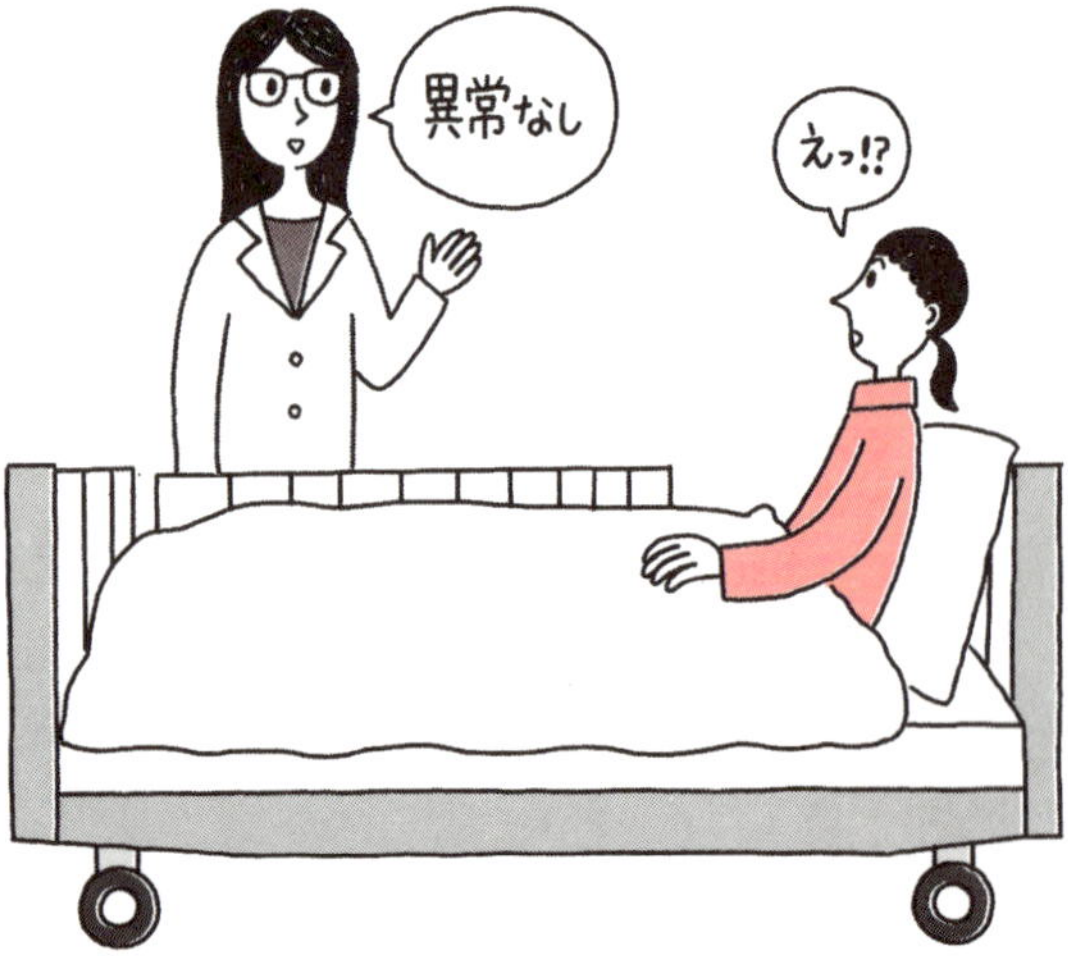

パニック発作と似た身体症状が出る病気

- □ 甲状腺機能亢進症
- □ 喘《ぜん》息《そく》（呼吸器疾患）
- □ 低血糖
- □ 心《しん》筋《きん》梗《こう》塞《そく》、不整脈など（心臓疾患）
- □ 褐色細胞腫（副腎の良性腫瘍）
- □ 更年期障害
- □ 貧血
- □ メニエール病（内耳のリンパ異常）
- □ パーキンソン病
- □ 側頭葉てんかん
- □ アルコールや薬物の依存

など

パニック症を専門にみているクリニックならなおよい

パニック症は不安症のひとつで精神科・心療内科を標榜する医療機関であれば治療を受けることができます。

ただし、医師によってはパニック症をあまり専門的に診療していない場合もあります。クリニックのウェブサイト等をチェックし、パニック症専門、またはパニック症について詳しい情報を載せている医療機関を選ぶとよいでしょう。

2 ▶ メンタルクリニックを受診

診察は問診を中心に行われる。医師は、病歴や現在の症状、生活での困りごとなどを尋ね、診断を下す。

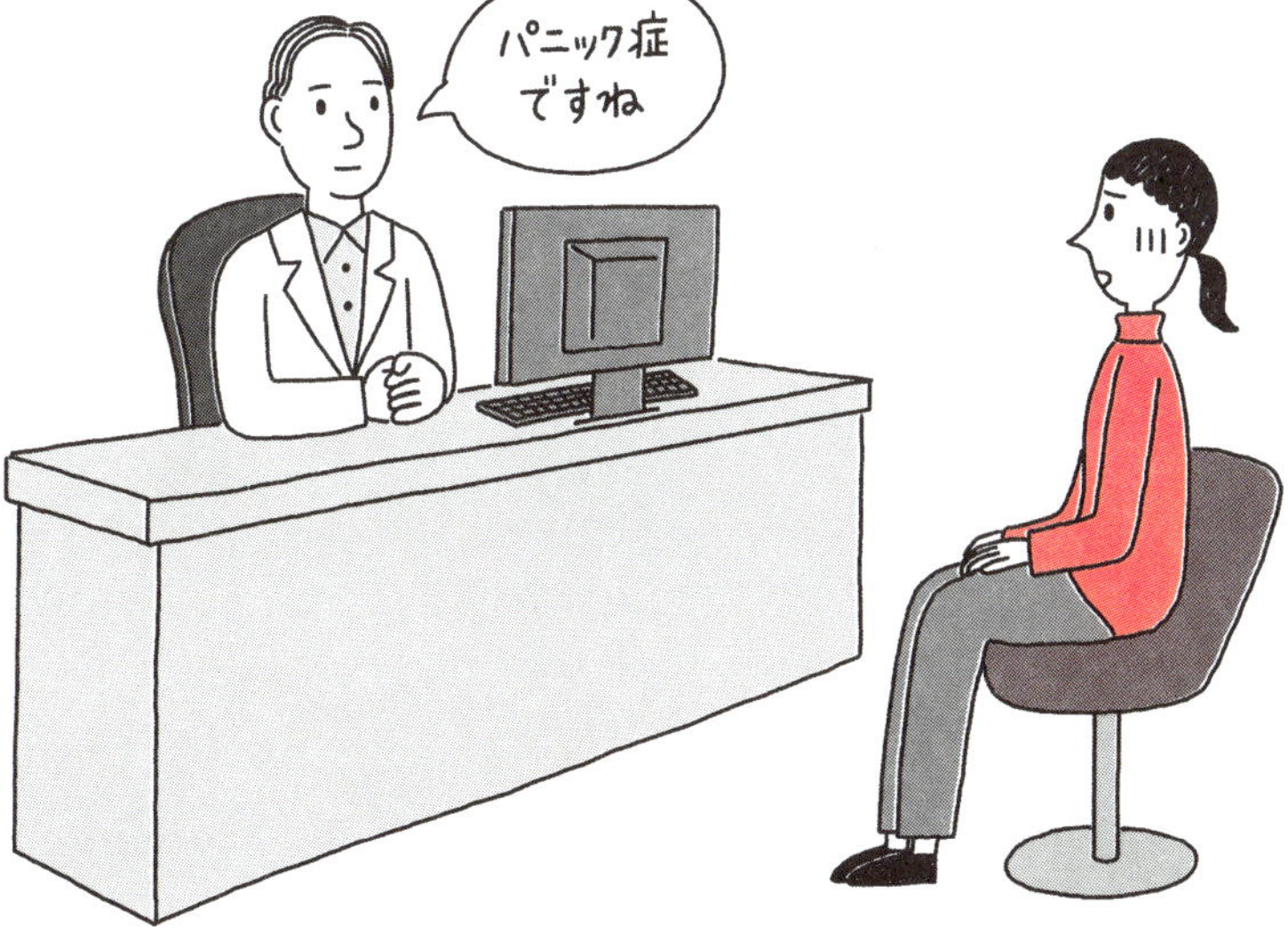

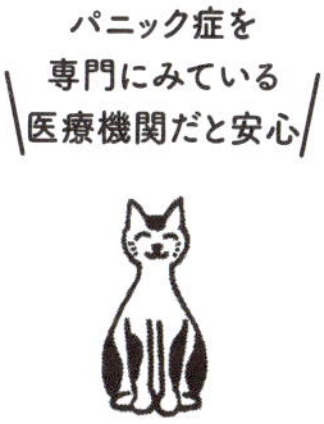
パニック症を
専門にみている
医療機関だと安心

初診のタイミングはそれぞれ

医療機関を訪れるタイミングは人それぞれ異なります。

急性のパニック発作を経験した直後に受診する人だけではありません。発作が再び起こるのではないかという予期不安が強まり受診する人、パニック発作はすでに治まり、広場恐怖が起きている段階で受診する人もいます。

3 ▸ 薬物療法で発作を抑えていく

脳の機能不全で生じる予期しないパニック発作の場合、薬物療法が効果がある。発作が落ち着いてきたら、予期不安を減らすために認知行動療法などが行われる。なるべく早い段階で、パニック症の知識を得て、発作の変化を客観的に見て「死に至るような事態にはおちいらない」と理解することが大切。

主症状

パニック発作

持続的な予期不安

身体症状

認知行動療法

ものごとの捉え方・考え方（認知）や行動を調整し、つらさを軽減する心理療法のひとつ。まずは、診察のなかでパニック症の正しい知識をもつことから始める。
→P40

薬物療法

治療薬の中心はＳＳＲＩ。少量から服用を始め、じゅうぶん効果のある用量まで少しずつ増やしていく。
→P38

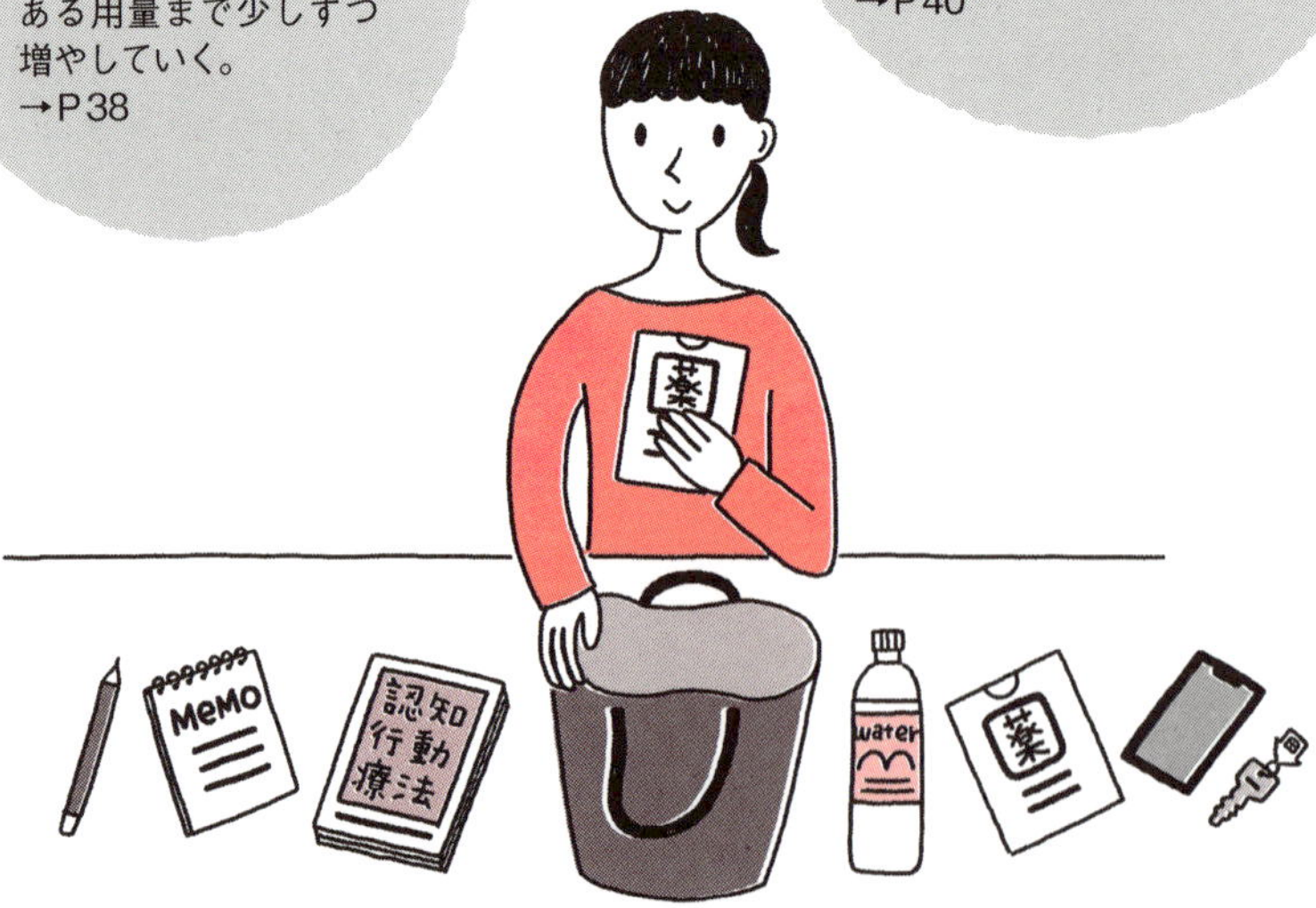

特定場面での予期不安や広場恐怖にはエクスポージャー

パニック発作が頻繁に生じる場合や、予期不安がずっと続いている、動悸や息苦しさなどの身体症状が続いている場合は、まず薬物療法が行われます。決まった場面での予期不安が強い場合や、広場恐怖が見られるときは、認知行動療法のひとつ「エクスポージャー（曝露療法）」が治療の中心になります。エクスポージャーとは、あえて不安が生じる場所や状況に対峙し、条件づけされた不安を軽減していく方法です。

4 エクスポージャーで不安に対峙

まず、決まった場面での不安や恐怖が、条件づけというメカニズムで生じていることを理解する。
そのうえで、不安や恐怖を引き起こす場所や状況に、自ら対峙することで、広場恐怖を克服していく。

主症状

特定の場面での予期不安

広場恐怖

エクスポージャーを中心とした認知行動療法

不安や恐怖を感じる場所や状況にあえて身を置くことを続け、不安や恐怖を克服していく心理療法を行う。
→P40

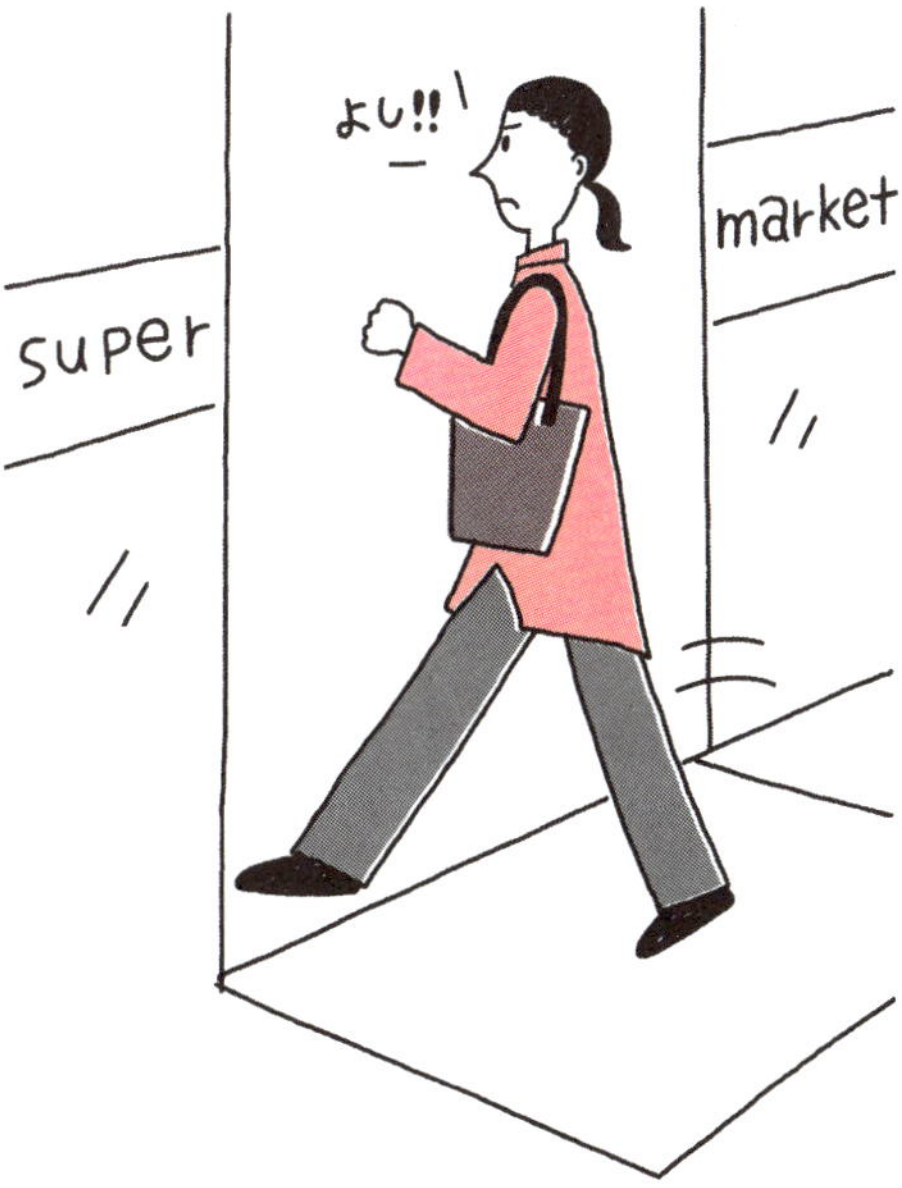

エクスポージャーをするためにも
不安や恐怖が生じる
「条件づけ」の
メカニズムを学びましょう!
（詳しくは Part 3）

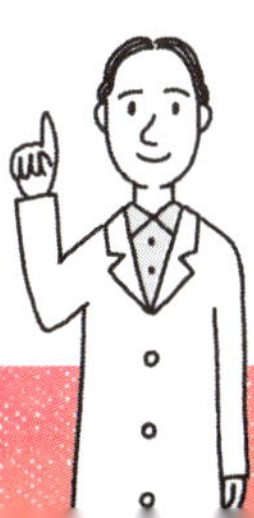

パニック症の診断

基本的に問診が中心。なにに困っているかを聞く

パニック症の症状はじつにさまざまな段階があります。初めて症状があらわれ、パニック発作のタイミングでメンタルクリニックを受診する方もいれば、持続的な不安（予期不安）がつらく受診する方、特定場面を避けなければならない状態（広場恐怖）に困っているからと受診する方もいます。

メンタルクリニックでの初診は、基本的に問診が中心です。どういう症状が出て、なにに困っているかを尋ねます。

パニック症の診断ではパニック発作が起き、持続的にまた発作が起るなどの不安があることがポイントになります（下）。そのうえで問診や血液検査を通じ、心血管系疾患や呼吸器疾患、甲状腺疾患、低血糖、薬物中毒、てんかんなど、パニック症と似た症状が出る身体的な疾患を除外します。さらにうつ病、双極症、強迫症、社交不安症などの精神疾患の有無についても確認します（P34・36）。

パニック症の診断の4つのポイント

❶くり返し予期しないパニック発作が生じる

❷パニック発作が起きてから1か月以上にわたり、発作が再び起こることや発作によりどうにかなってしまう懸念・心配、または発作に関連した状況を回避するといった行動の変化が生じている

❸症状が他の身体的な疾患や薬物の影響、他の精神疾患では説明できない

❹症状が、社会的、職業的、または他の重要な領域における機能に著しい障害や苦痛をもたらしている

米国精神医学会の国際的な診断基準（DSM-5-TR）より

あなたはどうですか？

あなたの症状や困りごとを整理しておこう。

Q. パニック発作ではどんな症状があらわれますか？

Q. 身体的な問題について、検査などを受けていますか？

Q. 発作はいつ、どのくらいの頻度で起こりますか？

Q. いつから発作が始まりましたか？

Q. 発作になにかきっかけはありますか？

Q. 発作のつらさはどのくらいでピークに達しますか？

Q. 発作はどのくらいで治まりますか？

Q. 不安は持続的にありますか？

Q. 不安が生じるのは決まった場所だけですか？

Q. 特定の場面・場所に恐怖を感じますか？

Q. 特定の場面・場所を避けるようになりましたか？

Q. 気分の落ち込みなど抑うつの程度はどのくらいですか？

Q. いまなににいちばん困っていますか？

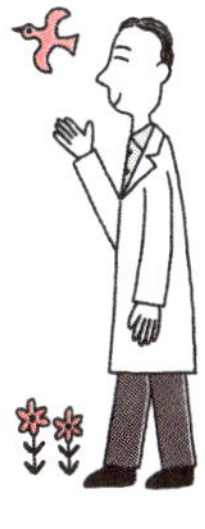

4つの段階に合わせた治療を選ぶ

パニック症は、左記の4つに段階的に大別できます。患者さんのいまの症状がどれに当てはまるのかを考え、治療方針を決めます。

❶パニック発作：パニック症は予測不能な突然の発作から始まります。精神症状（強い不安・恐怖）と身体症状（動悸、息苦しさ、震え、熱感・冷感など）が生じます。症状は数分でピークに達し、死を感じるほどの恐怖をともないますが、しばらくすると症状は自然と治まります。

❷予期不安：「また発作が起きるのではないか」という持続的な不安です。この不安には日常のなかの漠然とした不安、特定の状況で強まる不安（状況依存性）の2種類があります。

❸広場恐怖：発作が起きても助けを求められないような場面を避けるようになります。

❹うつ状態：気分の落ち込み、興味の喪失、思考力低下、悲観的思考などが二次的にあらわれることがあります（先行することもある）。

治療は薬物療法と心理療法のひとつ認知行動療法を併用します。患者さんの困りごとの中心がどの段階にあるかにより、治療法を選択します。同時に、仕事や家庭環境を見直し、ストレス要因を調整します。

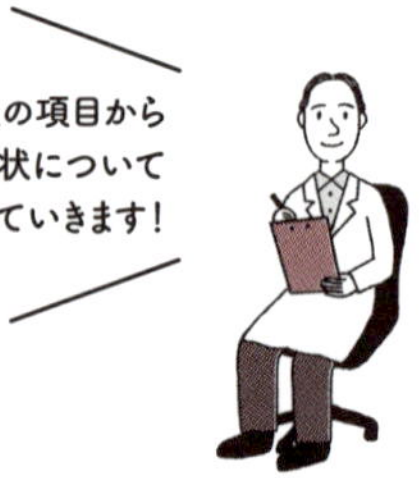
次の項目から
各症状について
詳しく解説していきます！

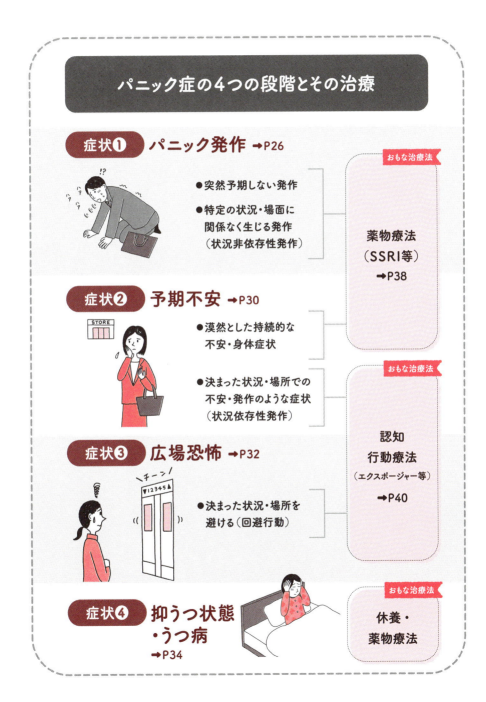

パニック症の4つの段階とその治療

症状❶ パニック発作 ➡P26

- 突然予期しない発作
- 特定の状況・場面に関係なく生じる発作（状況非依存性発作）

おもな治療法
薬物療法（SSRI等）➡P38

症状❷ 予期不安 ➡P30

- 漠然とした持続的な不安・身体症状
- 決まった状況・場所での不安・発作のような症状（状況依存性発作）

おもな治療法
認知行動療法（エクスポージャー等）➡P40

症状❸ 広場恐怖 ➡P32

- 決まった状況・場所を避ける（回避行動）

症状❹ 抑うつ状態・うつ病 ➡P34

おもな治療法
休養・薬物療法

おもな症状❶ パニック発作

予期できない突然の発作からパニック症が始まる

パニック症は、突然強い不安や恐怖、さまざまな身体症状をともなうパニック発作がくり返し起きるところから始まる病気です。

10人にひとりはパニック発作を体験する

パニック発作とは「身体的原因などの明らかな理由がないにもかかわらず」突然強い恐怖や不安を感じ、激しい動悸や息苦しさ、震え、熱感・冷感、めまいなどの身体的な症状が生じる発作です。

発作は突然始まって、およそ10分以内にピークに達します。急激に症状があらわれるため、死んでしまうような恐怖を感じ、言いようのない苦しさ、つらさをともないます。しかし90分以内に自然と治まります。

パニック発作自体は、じつはそれほど珍しいものではありません。10人にひとりは、一生のうち一度パニック発作を経験するといわれます。なお、パニック症の有病率は日本では1～3％程度です。

パニック発作のタイプ

自己制御不能タイプ

強烈な不安に襲われ、自分で自分の感情をコントロールできないと感じ、錯乱状態におちいる。「自分がなにかしてしまいそう」「死んでしまうのではないか」など。

心悸亢進・頻脈タイプ

心臓がドキドキ（心悸亢進《しんきこうしん》）し、脈拍数が増える（頻脈）。普段は意識しない心臓の働きを強く感じるため、心臓が止まりそうだと感じ、恐怖を感じる。

呼吸困難タイプ

呼吸が速くなり、息をうまく吸うことができなくなる。酸素が足りない感じがして息苦しく、死んでしまうのではないかという恐怖に見舞われる。

就寝中でも起きることがある

一度パニック発作を経験しても、その後発作が起きず、身体的な異常もなく、不安の持続がなければパニック症とは診断されません。

パニック症におけるパニック発作は、「突然の予期せぬ発作」です。就寝中やリラックスしているときでも起きることがあります。

日頃から不安を覚えやすい方がストレス状況でパニック発作を経験することはもちろんあるでしょう。パニック症での発作は、それらがない予想できない状況で、突然起こり、さらにくり返す点が特徴です。

発作がメインなら薬物療法が有効

パニック発作は強い不安をともなうため、これまで精神的な悩みが原因で生じるのではないかと考えられてきました。しかし、研究によって脳機能が原因であることがわかっています（P44）。

たとえばカフェインや乳酸、薬などの摂取物質、酸素や二酸化炭素の変化などによって脳の特定の部位が過剰に反応し、パニック発作と同様の症状が生じることがあります。パニック症の患者さんの脳でも、同じ部位に過剰反応が見られるのです。

現実感消失タイプ

自分がここにいることに確信がもてない。次元がずれているような感じがする。身体的感覚も、自己に対する意識もあいまいになる。

熱感・冷感
震え、疲労感

ふらつきやめまい、熱感・冷感、震えやしびれなどが起こり、倒れ込んでしまうことも。発作の後はぐったりしてしまう。頭痛や睡眠障害が起こる人もいる。

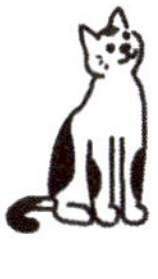

予期しないパニック発作をくり返している例では、薬物療法は非常に有効です。ＳＳＲＩという薬を使い、不安に関連する脳機能を鎮静化させます。

発作の経過を正しく理解することが大事

パニック発作時の不安の強さの経過を図に示すと、次のページのようになります。

不安は突然わき上がり、急激に高まりまっていきます。そして数分から10分以内にピークに達します。

その後細かな変動はありますが、徐々に治まっていきます。通常は90分以内に落ち着いていきます。

不安が急激に高まり、ピークに達するときが、患者さんにとってもっともつらい状態です。死んでしまうのではないかというほどの恐怖を感じることもあるでしょう。

でも、必ずどこかでピークを迎え、落ち着いていきますので、慌てず、焦らず、時間が過ぎるのを待つことが大事です。

また、パニック発作にともなう動悸や息苦しさなどの身体症状も、同様の経過をとります。

発作中の時間経過により起こる不安の変化

パニック発作や予期不安の高まりで起こる身体症状・精神症状は、約10分以内にピークに達し、時間の経過とともに自然と治まっていく。不安は元のレベルに下がる。

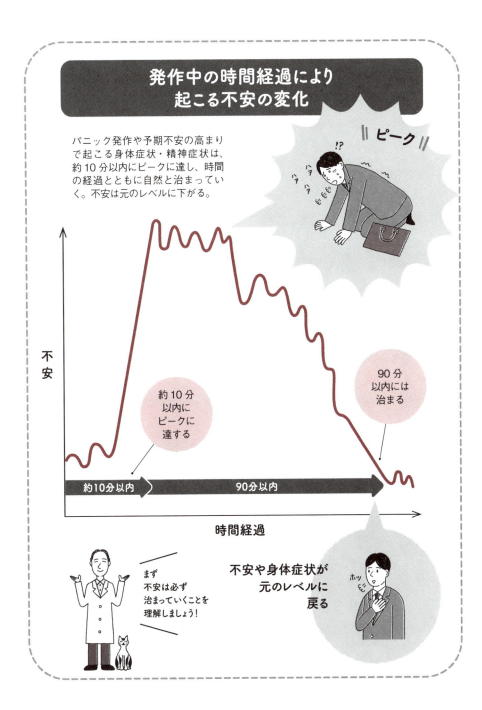

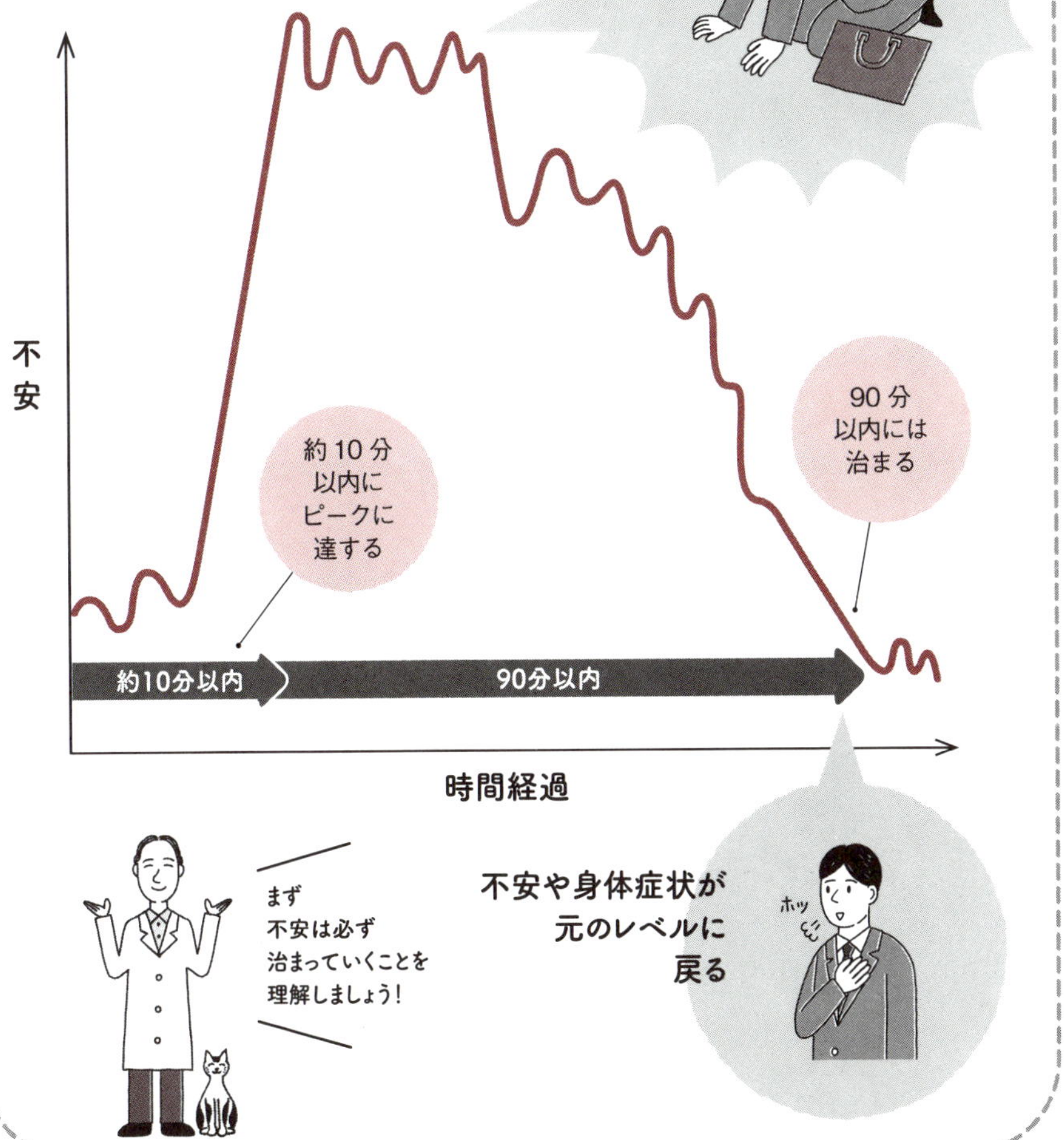

おもな症状② 予期不安

また発作が起きるのではないかと不安が生じる

予期不安とは「また発作が起きたらどうしよう」とパニック発作が再び起こる不安です。それがつねに持続するようになります。

漠然とした持続的な不安と特定の場所での不安

予期不安は大きく分けてふたつの状態を考えます。

まず漠然とした持続的な不安と身体症状がある状態です。なんとなく不安がとれず、体調もすぐれない感じが続きます。パニック発作が起こる不安もありますが、漠然とした対象のない不安で、ドキドキ、ソワソワして落ち着かない状態です。多くはＳＳＲＩなど薬物療法が効果的です。

もうひとつは、決まった状況や場所で生じる不安です。以前発作を起こした場所などで不安や恐怖を覚えます。

電車や飛行機など苦手な状況での予期不安のなかには急激に不安が高まり、まるでパニック発作のような症状が起こる場合もあります（状況

特定の状況・場所で

状況依存性の不安

特定の場面で生じる不安。それが強まり、動悸や息苦しさなどの、発作とよく似た症状を呈することも。治療では心理療法も行う。

状況に関係ない！

持続的な不安

漠然とした不安やそれにともなう身体症状が、状況に関係なく生じ、長く続く。治療では薬物療法が有効。

依存性発作）。

条件づけによる不安には心理療法が有効

　突然の予期せぬパニック発作や漠然とした持続的な不安は、薬物療法が効きやすいのですが、決まった場所などで起こる予期不安の場合は、薬物療法だけで治すのは困難です。

「予期せぬパニック発作の症状（状況非依存性）」も「予期不安の高まりによって起きるパニック発作のような症状（状況依存性）」も、わき上がる不安や動悸・息切れなどの身体症状は、ほぼ同じです。患者さん自身は、両者を区別して捉えていないかもしれません。

　でも、後者の予期不安は「条件づけ」によって起きています。発作をくり返すほど（もしくはインパクトの大きい発作を起こすことで）、場所や状況と不安が強く結びつき、不安が条件づけされ生じます。

　一度条件づけが成立すると、特定の場所や状況で反射的に予期不安が生じるようになります。そして特定の場所や状況を恐れ、避けるようになり（広場恐怖）、条件づけはますます強化されてしまいます。

　こうした状態になっているなら、薬物療法とともに心理療法（エクスポージャーを中心とした認知行動療法）を行っていきます。

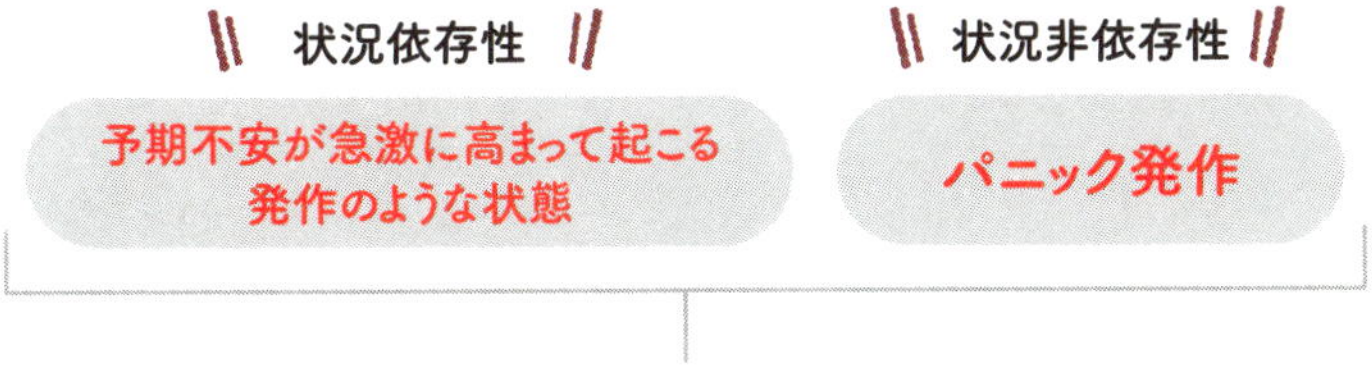

「パニック発作」も「予期不安が急激に高まって起こる発作のような状態」も、同じような身体症状・精神症状が起こる（P29）。

おもな症状❸ 広場恐怖

行けない場所、耐え忍ぶ状況が増え、生活が限定的になる

パニック症の患者さんの多くに、発作が起きたら逃げられない状況・場所を避ける「広場恐怖」の併発が見られます。

列車、公園、映画館、スーパーのレジの列も怖い

広場恐怖は、「パニック発作が起きたら逃げられない、助けを求めることができない状況・場所を避ける」「信頼できる同伴者を要する」「不安や恐怖に耐え忍ばなければならない」といった問題があらわれます。予期不安の条件づけが強固なものとなり、特定の状況・場所への不安が強まり、それらを避けるようになって生じます。具体的には次のような物理的、または精神的に拘束される状況・場所に恐怖を感じます。

❶公共交通機関：車やバス、列車、船、飛行機など
❷広い場所：駐車場、公園、橋の上など
❸閉鎖された場所：店、劇場、映画館など

パニック症の進展

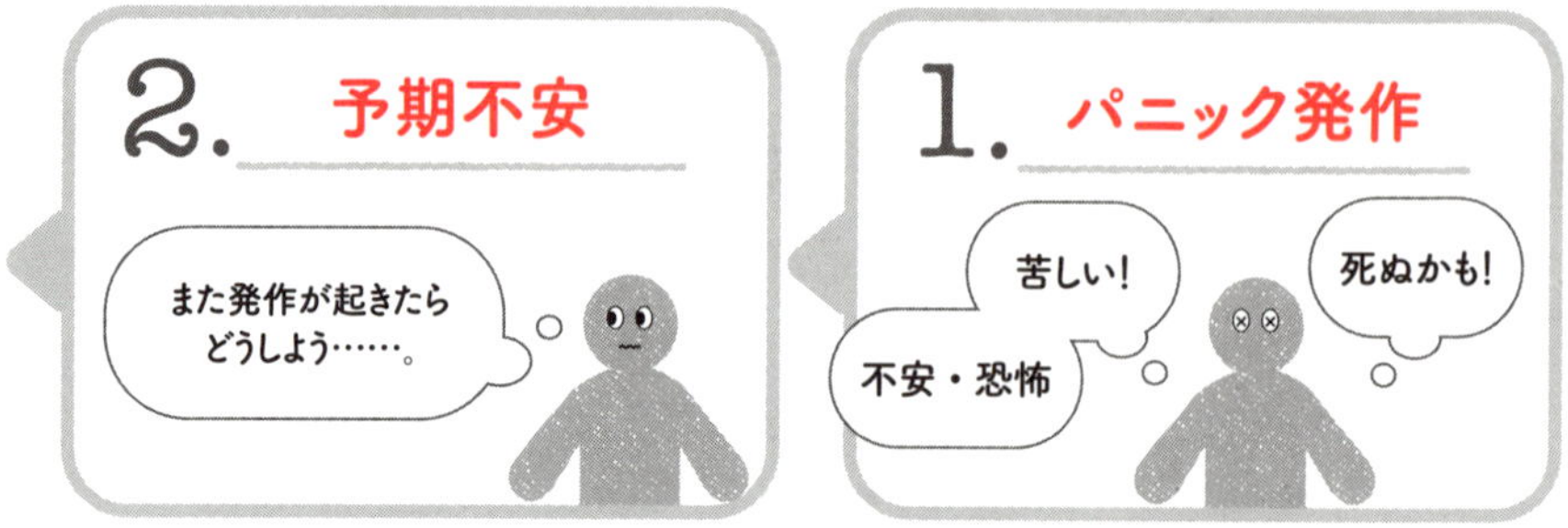
1. パニック発作
苦しい！
死ぬかも！
不安・恐怖
2. 予期不安
また発作が起きたらどうしよう……。

❹列に並ぶ場面、群衆のなかにいる場面
❺家の外にひとりでいること

公共交通機関を使うのが怖くて、自転車で移動しなければならなくなった人、人混みに行けなくなった人、映画館で映画を見られなくなってしまった人、混む時間帯にスーパーで買い物ができなくなった人……。これまで普通にできていたことができなくなり、不安や恐怖に耐えながら、日常生活を送らなければならなくなります。

広場恐怖を発症している人のなかには、不安や恐怖で避けなければならない場所が広範にわたり、家から一歩も出られなくなる人もいます。

治療はエクスポージャーが中心

広場恐怖の治療もエクスポージャー（曝露療法）を中心とする認知行動療法です（P40）。ただ、なかにはエクスポージャーなどを意識しなくても、薬物療法で予期せぬパニック発作や持続的な不安が落ち着くと、自然と改善していく人もいます。

たとえば混む時間を避けてスーパーに通いながら、徐々に人混みに慣れていくなど、生活のなかで自然とエクスポージャー的な行動をとることで、症状が改善していく人も見られます。

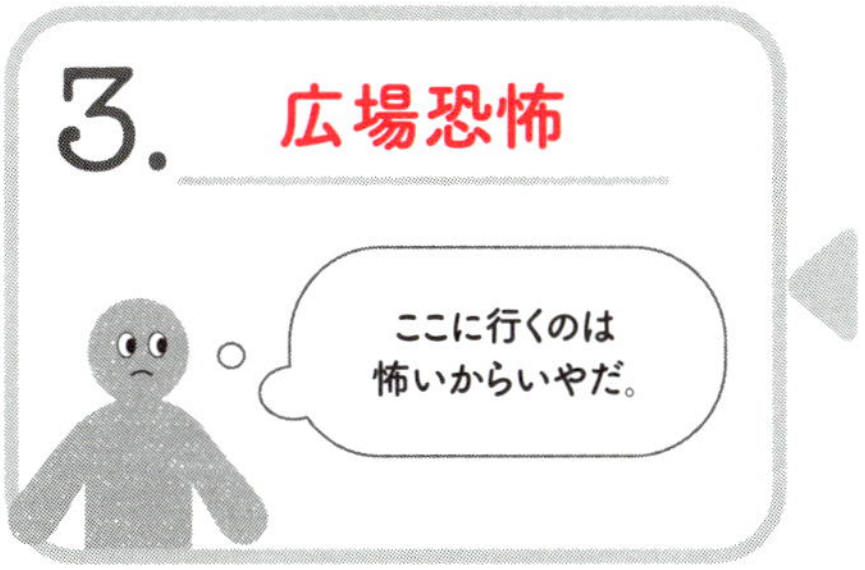

広場恐怖が広範に及ぶと、
家から出られなくなり、
ひきこもりの状態になる人もいる。

おもな症状④　抑うつ状態・うつ病

抑うつ状態をともなう人が多い。うつ病を併発する人も

パニック症の患者さんが「抑うつ状態」をともなうケースは決して少なくありません。

パニック症により生活の質が低下する

パニック症になり、発作・予期不安をくり返し経験することで、生活の質が著しく低下します。「また発作が起こるのではないか」と外出を避け、以前は楽しんで行っていた活動を制限したりするためです。

持続する不安とともに、生活の制限が長引くことで、抑うつ状態が二次的に発生しやすくなります。ほとんど一日中、また毎日、あらゆる活動や発言において抑うつ状態が続いている。食事がとれず痩せていく。逆に過食で太ってしまう。不眠や過眠が見られる。疲労感が続いていて、気力がわかない。自分が無価値に思えたり、罪悪感を覚えたりする。思考力や集中力が低下して、なにかを決めることができないような状態に

おちいる。このような抑うつの症状が見られるようなら注意が必要です。これらが2週間以上続いている場合は、うつ病と診断されます。

パニック症の発症に先立つ抑うつもある

パニック症の患者さんのなかには、発作があらわれる前から、すでに抑うつ状態を抱えている方もいます。パニック症の発症に先立ち、前述のような抑うつ状態の症状があらわれている場合、ストレスへの耐性が低下しており、パニック症が引き起こされるケースもあります。

パニック症のあとに二次的にあらわれる抑うつ状態もあれば、抑うつ状態のあとにパニック症を発症することもあるのです。

治療を考えるうえで、どちらが先にあらわれたのか、あるいはどのような関係性をもっているのかを慎重に見極めることが重要になります。うつ状態をともなうパニック症の治療では、個々の症状の程度や原因を考慮しながら、適切な治療法を選択することが大切です。抑うつが強い場合は、決まった場面での予期不安や広場恐怖の治療を焦らず、ひとまずじゅうぶんな休養や、うつに対する薬物療法を行うことが優先されます。ストレスの多い環境では症状が悪化する可能性があるため、無理にがんばろうとせず、休養できる環境を調整することが重要です。

こんな症状ありませんか？

- □ いままで好きだったことに興味がなくなる
- □ 食欲や睡眠に異常があらわれる
- □ 頭痛や腹痛などの症状が見られる
- □ 気分が落ち込む
- □ 風呂に入ることができないなど、複雑な手順をともなうことが苦手になる　　などうつ病以外でもある！

パニック症に併発しやすい精神疾患

社交不安症

不安症群のひとつで、人前で話す、食事をする、初対面の人と接するなどの対人場面で、極度の恐怖や不安を感じ、動悸や発汗などの身体症状があらわれる。過去の失敗などがなくても起こることがある。これらの症状が原因で対人場面を避けるようになり、社会的な生活を損なってしまう。

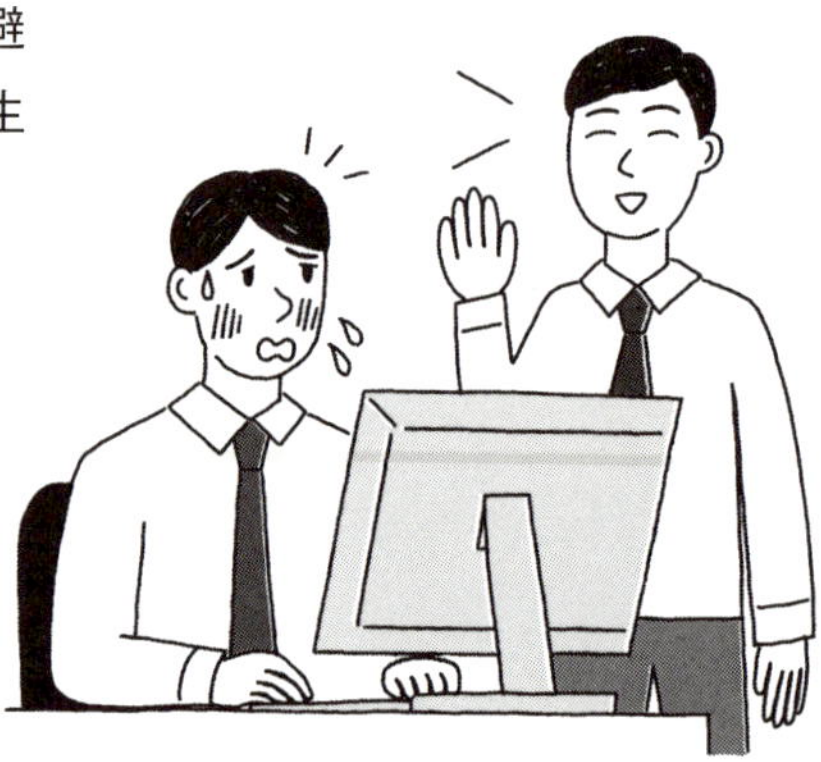

社交不安症は、対人場面という特定のシチュエーションで症状があらわれる。パニック症との併発も多い。

パニック症とうつ病（P34）との関連は説明しましたが、ほかにも併発しやすい病気があります。

パニック症では約3割が気分の高揚を感じるとされます。これは双極症に見られる軽躁状態とよく似ていて、なかには双極症Ⅱ型を併発しているケースがあります。ほかには上記・左記のような精神疾患が見られます。

ほかの疾患との併発がある場合の治療は、症状がもっとも強く出て、困っているところから始めます。たとえばアルコールや薬物への依存症がある場合には、入院が必要になることもあります。強迫症や社交不安症が強く生活に支障が出ている場合は、薬物療法と認知行動療法でまずそちらの症状を軽減させます。

双極症Ⅱ型

双極症は躁状態とうつ状態が交互にあらわれる。激しい躁状態が特徴のⅠ型と、軽躁状態と長期間のうつ状態が続くⅡ型がある。Ⅱ型は不安が強まりパニック発作を経験しやすい。気分変動と発作が相互に影響し、症状のコントロールが困難になることもある。

強迫症

望まない思考や衝動（強迫観念）があらわれ、それを打ち消すために特定の行動（強迫行為）をくり返す。手洗いがやめられない、鍵をかけたか確認し続ける、人に危害を加えたのではないか心配になるなど症状は多岐にわたる。

依存症

特定の物質や行動に対して強い欲求を感じ、自己をコントロールできなくなる。アルコール、薬物、ギャンブル、人間関係、インターネットなど対象はさまざま。いずれのケースも、不安を紛らわす手段として依存が進行しやすい。

パーソナリティ症

長期的な思考・感情・行動・対人関係のパターンが極端で柔軟性に欠けるのが特徴。さまざまなタイプに分けられる。もっとも多いのが境界性パーソナリティ障害。見捨てられることへの不安が強く、感情の不安定さや衝動的な行動が目立つ。

薬物療法

SSRIが中心。予期せぬ突然の発作に有効

パニック発作や漠然とした不安が続くタイプの予期不安には、抗うつ薬のひとつSSRI（選択的セロトニン再取り込み阻害薬）を中心とした薬物療法がよく効きます。

SSRIは、効果があらわれるまで1～2週間程度、効果が安定するのに1～2か月程度かかるため、途中でやめてはいけません。

薬の効果が出てくるとパニック発作が減り、徐々に日常生活が送れるようになっていきます。薬の量を調節しながら発作のない状態を維持します。広場恐怖が起きていた人でも、薬で発作が治まると、自分で少しずつ苦手な場所に慣れていき、症状が自然と改善する人もいます。

ベンゾジアゼピン系抗不安薬は依存しやすいので注意

SSRIは効果があらわれるまでに時間がかかりますが、長期間服用しても比較的安全です。

パニック症で用いられるおもな薬

SSRI（選択的セロトニン再取り込み阻害薬）

セロトニンを増やす抗うつ薬。長期間服用しても比較的安全で、初期に吐き気が出やすいが、重篤な副作用が少ない。ただし、効果が出るのに時間がかかる。

- パロキセチン（商品名：パキシル）
- セルトラリン（商品名：ジェイゾロフト）
- フルボキサミン（商品名：デプロメール、ルボックス）
- エスシタロプラム（商品名：レクサプロ）

三環系抗うつ薬

古くからある抗うつ薬で、うつ病、不安症に有効。口の渇きや便秘などの副作用が出やすい。

- イミプラミン（商品名：トフラニール）
- クロミプラミン（商品名：アナフラニール）

一方、早く効果があらわれるベンゾジアゼピン系抗不安薬は長期服用すると依存が生じやすいので、ＳＳＲＩの効果が安定するまでのあいだ、長時間作用型の抗不安薬を併用することがあります。

また、短時間作用型の抗不安薬を、パニック発作の頓服薬として使用することもありますが、依存性・習慣性の問題があり、「念のための使用」「頻回の使用」にはとくに注意が必要です。

抗不安薬を使用する場合でも３か月を目安にし、それ以降はＳＳＲＩと心理療法（Ｐ40）で症状を安定させるようにしましょう。

ＳＳＲＩが合わないときは別の薬を使用できる

ＳＳＲＩがどうしても合わない場合には、口の渇きや便秘と言った副作用はありますが、効果も認められている三環系抗うつ薬や、ＳＮＲＩ（セロトニン・ノルアドレナリン再取り込み阻害薬）など抗うつ薬を中心に使用する場合があります。

また、双極症をあわせもっている方などには、ＳＳＲＩを服用すると気分が高まって双極症に悪影響を及ぼすことがあります。その場合は、長時間作用型のベンゾジアゼピン系の抗不安薬や、気分安定薬を注意しながら使用することもあります。

ベンゾジアゼピン系抗不安薬

効果が早く出るため、治療初期に併用する場合がある。依存性・習慣性の問題がある。使用期間は３か月程度で留めるのが望ましい。

【短時間作用型】
- アルプラゾラム（商品名：ソラナックス）
- ロラゼパム（商品名：ワイパックス）

【長時間作用型】
- クロナゼパム（商品名：ランドセン、リボトリール）
- ロフラゼプ酸エチル（商品名：メイラックス）

認知行動療法（心理療法）

パニック症の知識をもち、エクスポージャーを実践

認知行動療法とは、認知や行動が身体や感情に与える影響に気づき、思考の偏りや行動パターンを改善していく心理療法です。パニック症の条件づけられた予期不安や、広場恐怖に効果が認められています。

まずはパニック症について勉強していく

認知行動療法は、診療中の医師との対話のなかで行われます（心理士と個別カウンセリングなどでプログラムを組んで行うこともある）。まず、パニック症についてきちんと理解することから始まります。医師からの説明、パニック症について書かれたものや動画などを通じて、基本的な知識を学びます。

予期せぬ突然のパニック発作や漠然とした予期不安、状況依存性の発作、広場恐怖など、パニック症のおもな症状について学ぶことで、自分の症状を客観的に捉えられるようになります。

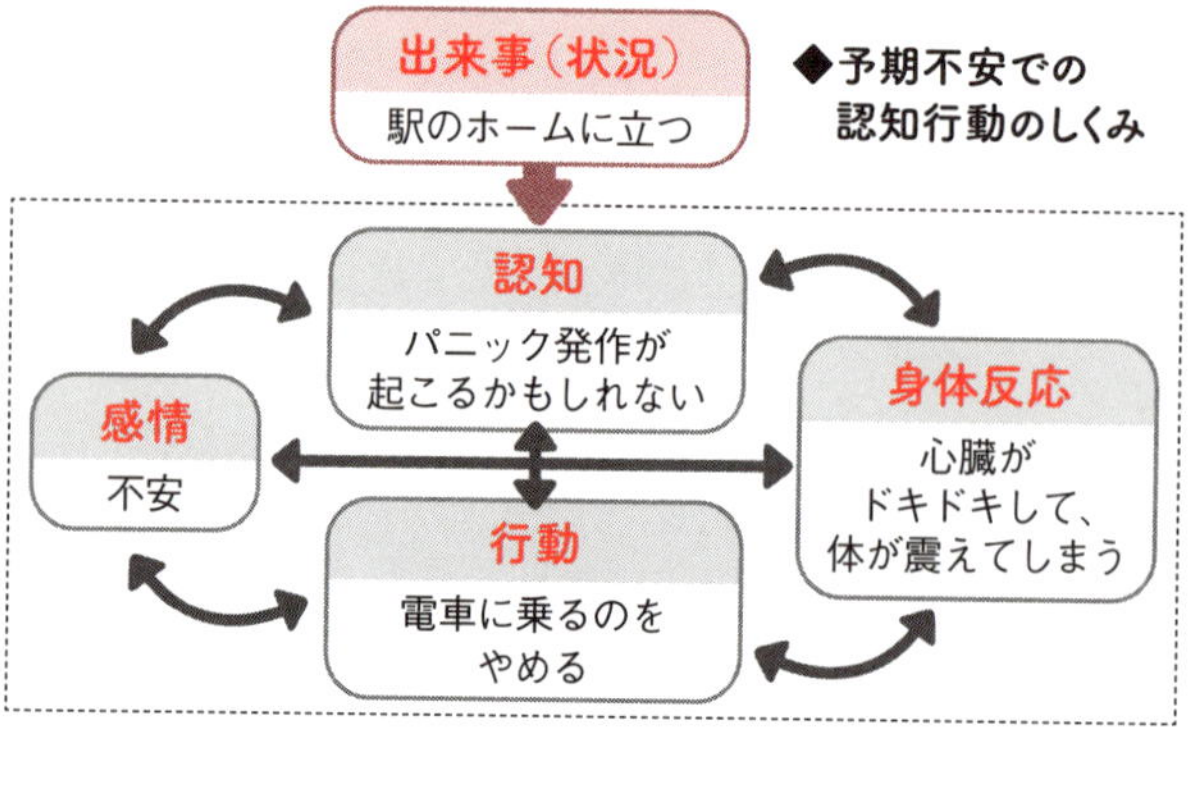
出来事（状況）
駅のホームに立つ
認知
パニック発作が起こるかもしれない
感情
不安
身体反応
心臓がドキドキして、体が震えてしまう
行動
電車に乗るのをやめる

◆予期不安での認知行動のしくみ

認知行動療法

ある出来事に対峙したときに、思いや考え（認知）が浮かび、感情がわき、それが身体反応や行動に影響する。認知行動療法では、認知や行動に着目し、そこに働きかける。その結果、感情や身体反応、行動も変化する。

不安場面に徐々に慣らすエクスポージャー

正しい知識を得ることで、不安や身体症状がピークに達しても、その後必ず元のレベルまで戻ること（P29）が理解できるようになります。治療の後半に入ったら、予期不安や広場恐怖を起こす不安な状況・場所に、徐々に自分を慣らしていきます。これが認知行動療法の技法のひとつである。エクスポージャー（曝露療法）という方法です。

患者さんには、自分の不安がどのように条件づけされたのか、不安や恐怖の「条件づけ」のメカニズムを理解してもらいます（Ｐａｒｔ３）。そのうえで、条件づけが起こった状況・場所に対峙し、自分の状況を記録し、そこで起こる不安の度合いを点数化しながら、状況・場所に自分自身を慣らしていきます。詳しい方法はＰａｒｔ４で紹介します。

エクスポージャーは確実に症状を改善させる効果があります。でも、すでに特定の状況や場面で条件反応として不安が高まってしまう人にとっては、そう簡単なものではありません。一進一退をくり返し、ときに不安や恐怖が高まり、治療が滞ることがあるかもしれません。それでも諦めずに続けることが重要なのです。その結果、不安の少ない自由な生活を手に入れた患者さんはたくさんいらっしゃいます。

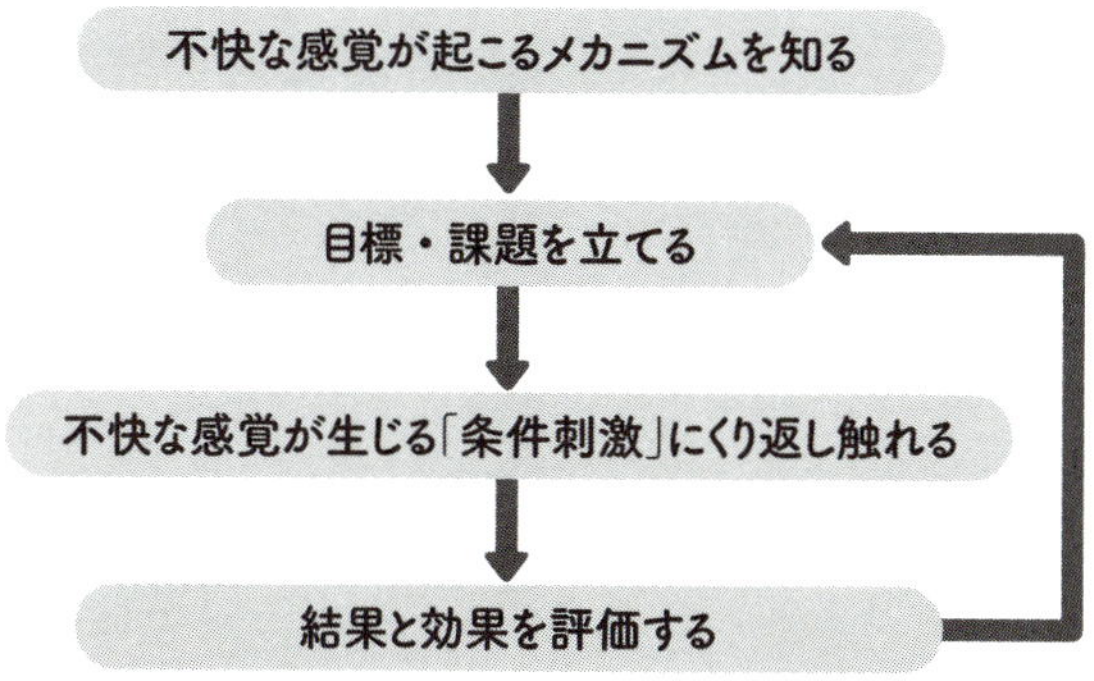
不快な感覚が起こるメカニズムを知る
目標・課題を立てる
不快な感覚が生じる「条件刺激」にくり返し触れる
結果と効果を評価する

エクスポージャー（曝露療法）

認知行動療法の技法のひとつ。ある状況で条件づけにより学習した不安や恐怖が、似た状況で生じる。不安や恐怖を引き起こす刺激（条件刺激）にあえて触れて、条件反応が生じても、それが自然に治まることを体験することで、条件づけを消去する。

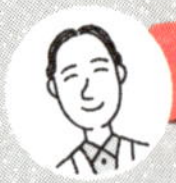

Doctor's VOICE

認知行動療法の前後で脳内グルコース代謝の変化を証明

認知行動療法で前頭前野が活発に

認知行動療法は、それだけでもパニック症の治療に有効だということがわかっています。

パニック症の患者さんの脳内では、不安中枢の神経活動が活発化しています。それは脳内のグルコース代謝を調べることで、客観的に知ることができます（P44）。

薬物療法を行わず、認知行動療法のみで治療を行った11例の患者を対象とした研究で次のことがわかりました。

認知行動療法の治療によって症状が改善された患者さんの、治療前後の脳内のグルコース代謝を比較したところ、治療後に両側の内側前頭前野で脳内のグルコース代謝が増加し、脳内活動が上昇したことが示されました。

不安や恐怖に関わる海馬領域は活動低下

また、治療後に脳内のグルコース代謝が低下し、脳内活動が低下した部位もありました。記憶を司る海馬の領域です。

認知行動療法によって、不安感情の制御に関わる前頭前野や、不安や恐怖の記憶などに関わる海馬の状態が変わります。

その結果、パニック症の患者さんの脳で生じやすい過敏な恐怖ネットワークの働きが落ち着くのです。

実際に認知行動療法を行っている方が、パニック発作や予期不安などの症状の変化を、脳の問題だと自覚することはできないでしょう。でも、脳に変化が出ていることがわかると、認知行動療法の効果が意識でき、より前向きにとり組めるようになります。

Part3

治療に前向きにとり組むために

パニック症がどのように起こるのかを理解する

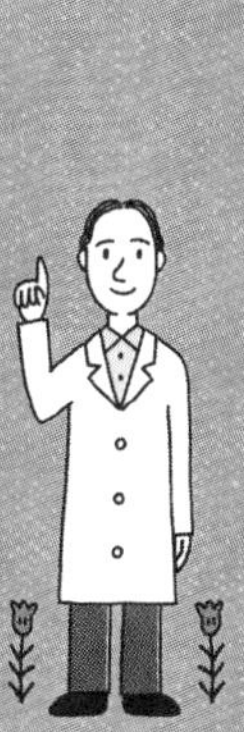

パニック症の治療で重要なのは
病気の理解です。
どういうメカニズムで
症状があらわれるのか。
なぜ不安が大きくなるのか。
脳機能と心のしくみを
正しく理解しましょう。

生理的要因

興奮しやすい脳機能に発作を起こす原因がある

パニック症は昔から「不安気質」をもつ人に起こりやすいといわれてきました。しかし、不安気質はどういうものかも、パニック症の原因自体も明らかになっていません。

パニック症になった人は脳の不安中枢の神経活動が活発

パニック症は、不安症の代表的疾患のひとつです。人は恐怖や不安を感じる体験をすると、脳のなかの扁桃体《へんとうたい》が興奮します（P47）。不安気質の正体はわかっていませんが、脳の反応性が高い人は、扁桃体が興奮しやすくなり、さらに不安を感じやすいと考えられてきました。

最近の研究では、パニック症の患者さんは、パニック症を起こしていない人と比べ、発作が起きていない状態でもグルコースというブドウ糖の代謝が不安や恐怖と関連する部位において高いことがわかっています。これは神経活動が活発であることを示唆しており、普段から恐怖や不安などの感情や記憶を司る扁桃体や海馬が活発に動いていると考えられます。

グルコース代謝は生まれつき高いのか、それともパニック症を起こしてからそうなったのかはわかりません。いずれにしても、少なくともパニック症発生後は脳がつねに恐怖や不安に敏感な状態になっているということができます。扁桃体や海馬の活性化は、不安やストレスのみで生じるわけではありません。乳酸を注射したり二酸化炭素の濃度を上げたり、カフェインを摂取させたりするなどの化学的反応でも、扁桃体や海馬が活発になり発作を起こす可能性が高まることがわかっています。

メカニズムを理解し、治療に役立てる

もちろん不安を感じることなく生活していた人でも、突然パニック発作に襲われ、パニック症になることは珍しくありません。なかにはパニック症を理解する過程で「自分のメンタルが弱いからだ」「自分の行いがわるいからだ」など自責的思考におちいる人もいます。

脳のメカニズムを知り、不安がどのように膨らんでいくのかを理解し、不安中枢の扁桃体が活発に働いているだけだと、だれを責めるわけでもない捉え方をしたほうが、治療に前向きになれます。

心理的な要因が少ない発作には薬が効果的

とくにこれといった強い不安やストレスがないのに突然予期せぬパニック発作が生じた場合、脳内ではなんらかの理由で一時的に不安中枢の活動性が高まっていると考えることもできます。心理的な要因が少ないと見られるケースでは、SSRIなどの抗うつ薬で不安中枢の活動を安定させる薬物療法が、とくに効果的です。

扁桃体を中心とした恐怖ネットワークが活発になる

私は東京大学心療内科の大学院時代にパニック症の脳の研究を行いました。発作が起きていないときのパニック症の患者さんの脳内が、健常者の脳内とどのように異なるのかを調べました。

薬物療法を行っていないパニック症の患者さんにおける脳の神経活動の高まりを、脳内のグルコース代謝により測定したところ、患者さんの脳では扁桃体、海馬、視床領域、脳幹、小脳で活動が活発化していました。

つまり、パニック症の患者さんは発作を起こしていない状態でもこれらの部位の神経活動が高まっていることがわかったのです。

扁桃体は不安や恐怖といった感情を司る部位で、脳内の「恐怖ネットワーク」の中心的役割を担っています。

このため、扁桃体が活性化すると脳幹の神経核を刺激して神経活動が高まります。すると動悸や発汗などの自律神経症状や体が硬直するなどの防衛反応、呼吸数の増加など身体的症状が生じます。

パニック症の患者さんは平常時でもつねに扁桃体が活性化しており、恐怖ネットワークが活性化しやすい状態にあると見られます。

では、なぜ扁桃体が活性化するのでしょうか。これにはさまざまな要因があります。

たとえば視覚や聴覚などの感覚刺激、認知や情動、記憶による刺激、閉所や電車など状況による刺激、二酸化炭素の変化など、自覚できないほどの化学的刺激などを要因として考えることができます。

刺激スイッチ❶

感覚刺激

内臓の感覚、視覚や聴覚の感覚の刺激が、視床領域や前頭前野・帯状回などを通って扁桃体に伝わる。

刺激スイッチ❷

認知・情動・記憶の刺激

認知や情動反応、記憶に関連した刺激が、前頭前野や海馬から扁桃体に伝わる。

刺激スイッチ❸

血中の二酸化炭素の濃度変化

血中の二酸化炭素などの微妙な変化による刺激が、扁桃体や視床領域に伝わる。

刺激スイッチ❹

記憶と結びつく認知

逃げられない場所での視覚・聴覚などの感覚情報を、過去の記憶と結びつけ、前頭葉において思考してしまう。

視床領域　＝恐怖ネットワーク＝

恐怖などの感覚情報を扁桃体や大脳皮質に中継する。恐怖の記憶が定着する助けをする。

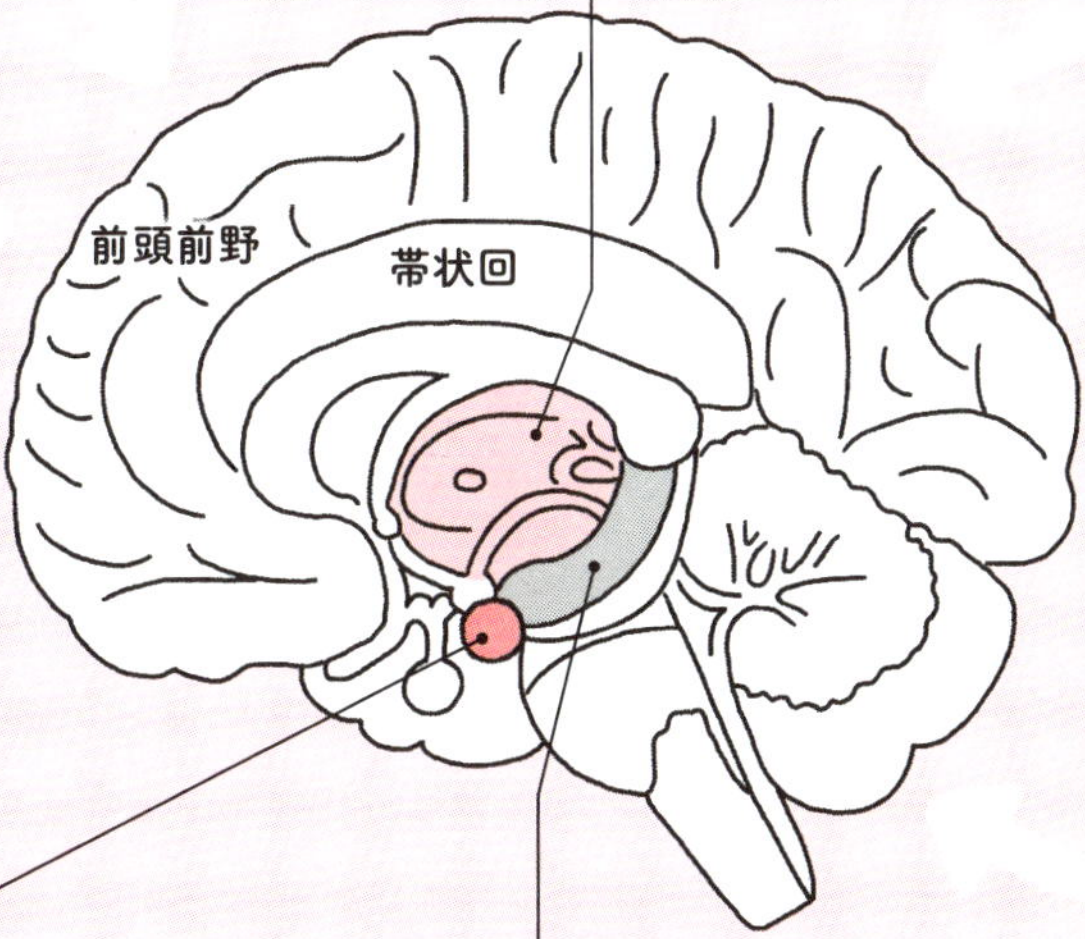

扁桃体　＝恐怖ネットワーク＝

恐怖反応の中心的役割。刺激を受けると、活動が活発化し、交感神経を調整するため、精神・身体的な反応を引き起こす。

海馬　＝恐怖ネットワーク＝

扁桃体と協調して恐怖体験を記憶。似たような状況で、似たような反応を引き起こすようにする。

▼

扁桃体に伝わり、恐怖ネットワークが活性化する。　**活性化！**

▼

発作！　予期せぬパニック発作による精神・身体症状が生じる。
予期不安が高まることでパニック発作のような症状が生じる。

心理的要因❶

予期不安は、条件づけによって生じる

パニック発作は一度起きると同じ場所や状況で生じやすくなります。パニック症の心理メカニズムを見ていきましょう。

発作をくり返すと次第に前兆を感じ、不安が強化される

最初のパニック発作は、本人もまったく予期しない状況で起こります。ところがパニック発作をくり返し経験すると、発作が生じた場所や状況になるたびに「発作が起きるのではないか」と不安になります（予期不安）。そこで実際に発作が起きたり、起きた場所の感覚に過敏になったりすると、ますます発作に対する不安が強まっていきます。

このように頭のなかで瞬時に生まれる判断を認知と呼びます。「発作が来そうだ」と認知すると、発作への不安が強くなり体もこわばります。

たとえば「ガサガサ」という音とともに茂みから虎があらわれる経験を何度もくり返したとしましょう。すると、虎がいない場所でも「ガサ

条件づけkeyword

無条件刺激

無条件反応（P49下）を生じさせる刺激のこと。たとえば唾液の分泌を引き起こす「食べ物」。

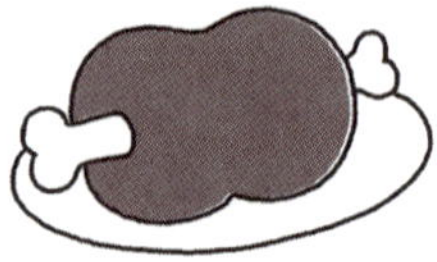

ガサ」という音が聞こえただけで「虎だ」と認知して体はビクッとするはずです。これが、発作のくり返しで不安が強くなるメカニズムです。

予期不安は「条件づけ」によって起こるようになる

心理学では「パブロフの犬」というロシアの生理学者イワン・パブロフによる有名な実験があります。犬に肉を与えると、唾液の分泌が増えます。これは生得的な無条件反応によるものです。

ところが、ベルの音を聞かせてから肉を与えることをくり返すと、音を聞いただけで唾液の分泌量が増加します。ベルの音は本来反応を起こさない刺激（中性刺激）ですが、肉という無条件反応を引き起こす刺激（無条件刺激）と組み合わせることで、反応が生じるようになるのです（条件づけの成立）。これを「レスポンデント（古典的）学習」と呼びます。

予期不安もこれと同じです。パニック発作をくり返すうちに場所や状況と条件づけが起こり、本来はなんの反応も起こさないはずの中性刺激から予期不安という条件反応が生じるようになります。

条件づけを応用して解明された不安症のメカニズム

20世紀前半、米国のジョン・ブローダス・ワトソンは次のような実験

条件づけkeyword

無条件反応

刺激によって生得的に生じる反応のこと。たとえば食べ物を見たときに、自然と出てくる「唾液」。

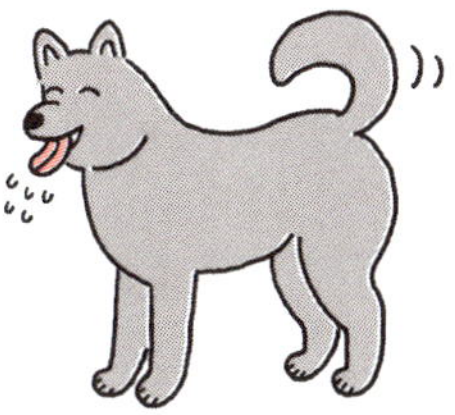

を行いました。生後11か月の子どもは当初、白ネズミをまったく怖がっていませんでした。

ワトソンは子どもが白ネズミのおもちゃに触ろうとするたび、大きな音で驚かせました。これをくり返すと、子どもは白ネズミを見るだけで泣き出すようになりました。

また、白いものや毛のあるものなど、白ネズミに似たものにも恐怖を示すようになったのです。

最初は「大きな音↓怖がる」という生得的な無条件刺激と無条件反応があり、それに「白ネズミ＋大きな音」という刺激を結びつけた結果、「白ネズミ↓怖がる」という条件反応が生まれたわけです。不安症の根底にはこうした学習された条件反応があると考えられています。

恐怖のインパクトが強いと一回でも条件づけられる

同じ経験をくり返すほど条件づけは起こりやすいとされていますが、たとえ1回の経験でもインパクトが大きいと、PTSD（心的外傷後ストレス障害）のように強い条件づけが生まれる場合もあります。

一度でも死にそうな思いをすると、それが起こった場所を避けたいと感じるものです。その場所に来ると動悸がして息苦しさを感じる人もい

条件づけkeyword

中性刺激

本来は反応を引き起こすものではない刺激。無条件刺激（P48下）に差し変わり、反応を引き起こすようになると、「条件づけ」が成立。「中性刺激」が「条件刺激」となる。

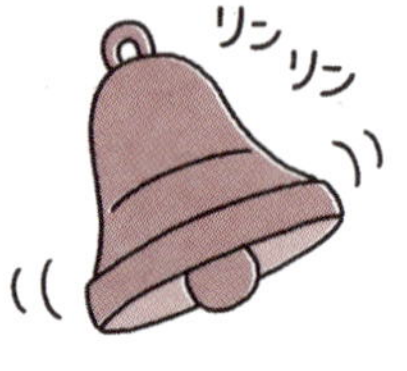

るでしょう。

また一度発作が起きた場面を、たとえば電車に乗るとつらいパニック発作が起こるだろうと、くり返しイメージすることでも条件づけは強まります。

いったん条件づけが成立すると、意識していてもしていなくても、同じ場所や状況で恐怖・不安、身体反応が生じます。

条件づけはプロセスを踏めば消去できる

条件づけで生じる予期不安の症状は、恐怖・不安とともに動悸、息苦しさなどの身体症状をともなうことがあります。パニック発作と同様に、発作的に急激に高まることがあるのです。

この発作的に高まる予期不安の症状は、予期せぬパニック発作と区別できず「パニック発作が起きた」と思う人もいます。しかしこれは、特定の場面で生じる「状況依存性発作」です。予期せず突然生じるパニック発作（状況非依存性発作）とは異なるものです。

ここは治療のうえではとても重要なポイントです。なぜなら状況に依存している＝条件づけで起きている発作であり、条件づけされたものはきちんとプロセスを踏めば、消し去ることができるからです。

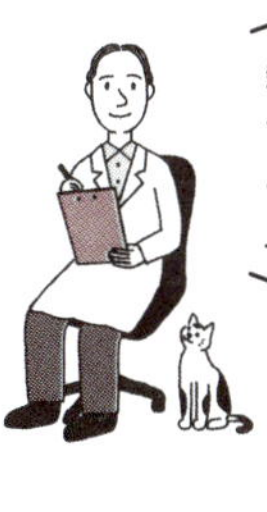

条件づけのしくみ（P52）と、予期不安が条件づけによってどのように生じるのか（P54）を見ていきましょう！

条件づけが成立するまで（レスポンデント学習）

1. 肉が出てくるとよだれが出る

肉（無条件刺激）を見ると、自然とよだれが流れ出る（無条件反応）。

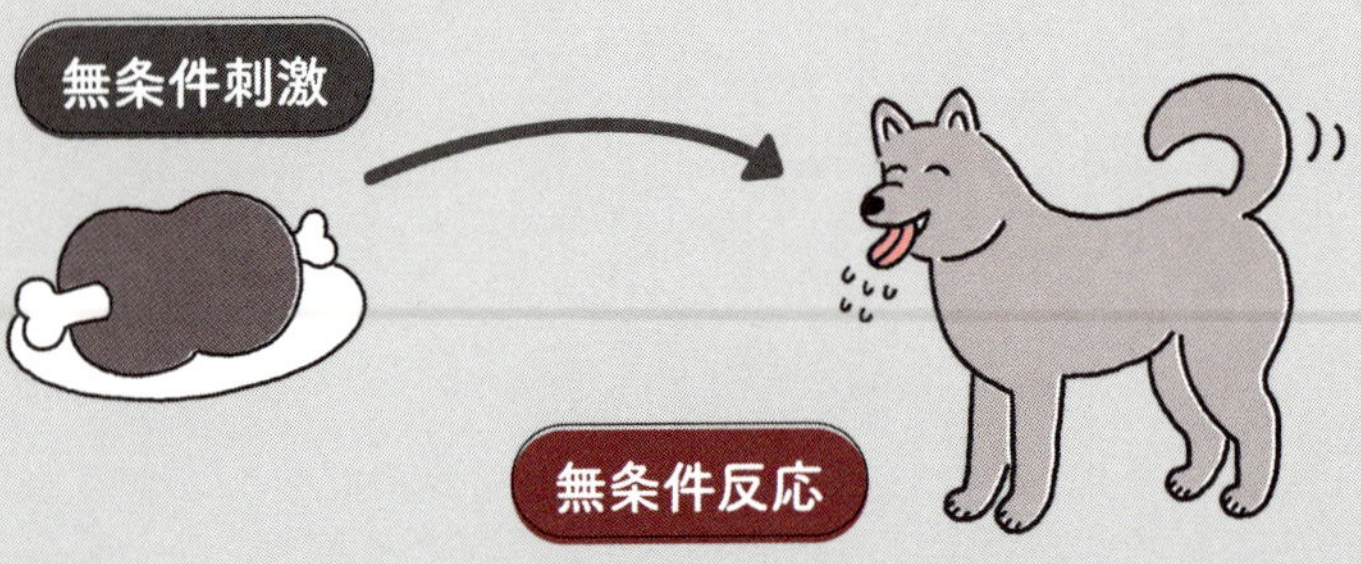

ある種の刺激に対し、意図していなくても身につく、生体が応える形で生じる反応のことを「レスポンデント（古典的）学習」といいます。発見したのはイワン・パブロフ（P49）。消化液の研究をしているときに、犬が飼育係の足音を聞くだけでよだれを垂らすことに気づき、この生理的なメカニズムを解明しました。

本来の刺激（無条件刺激）に対する生理反応（無条件反応）は、別の刺激（中性刺激）とともにくり返し与えられると、別の刺激でも反応するようになります。

この「条件づけ」という現象は、その後、心理学に影響を及ぼします。条件づけの理論が基礎となり、エクスポージャーなどの認知行動療法が誕生しました。

2. 肉が出るタイミングで、ベルの音が鳴る

肉を出すと同時にベルを鳴らす。これをくり返すと、ベルが鳴るとよだれが出るようになる。

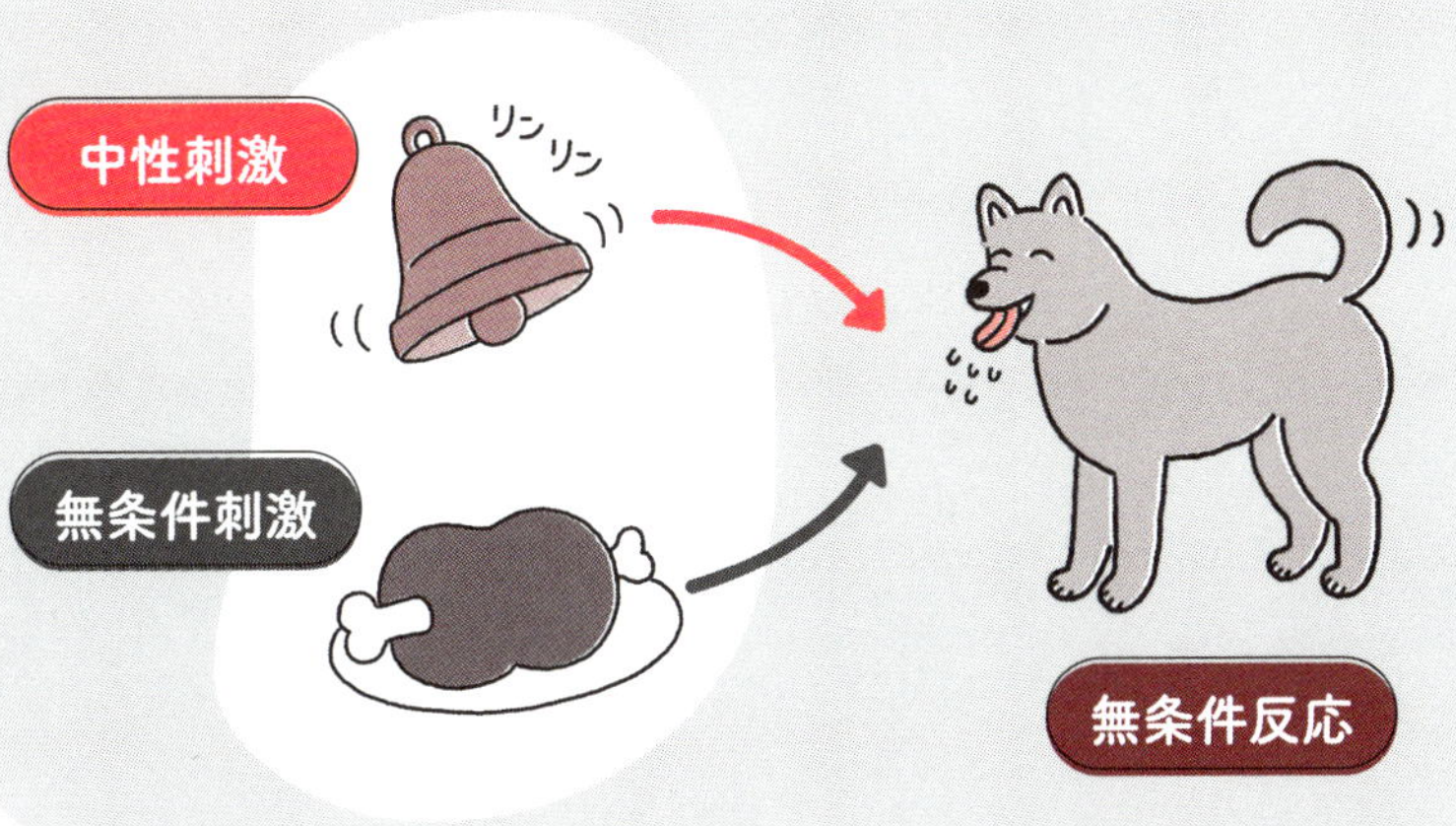

3. ベルの音が鳴ると、よだれが出る

肉が出なくても、ベルが鳴るとよだれが出るようになる。

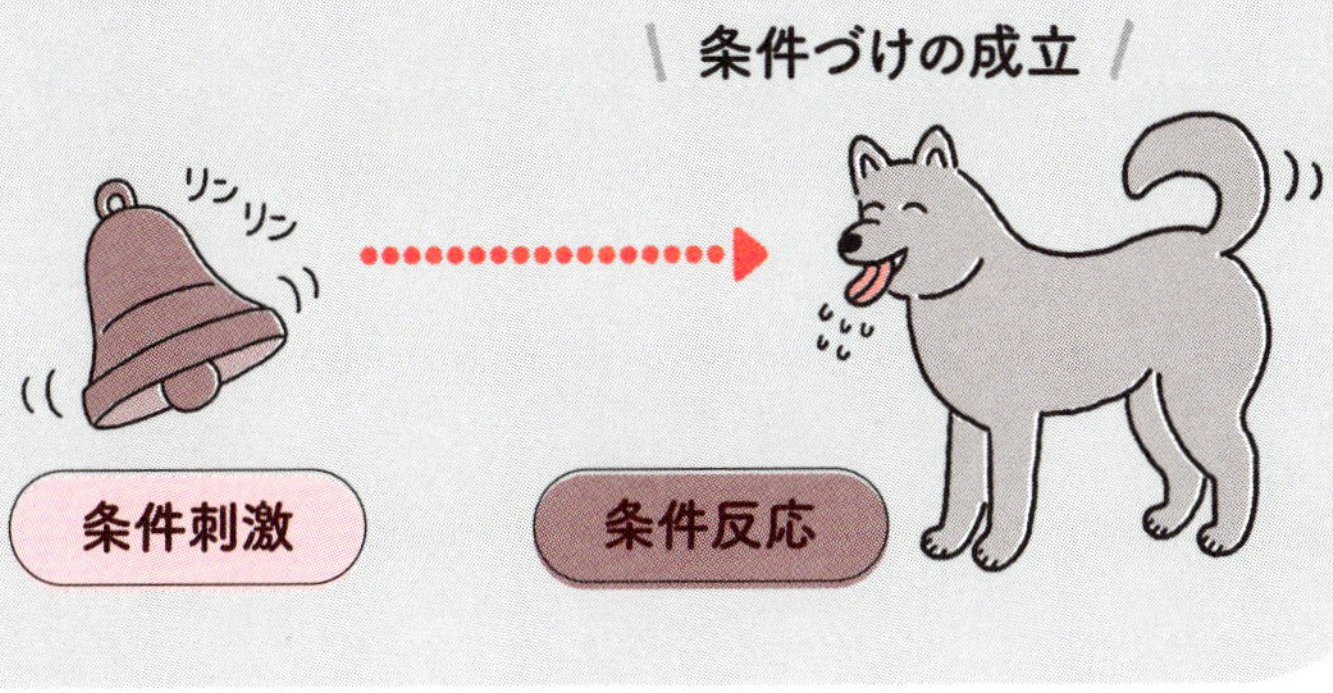

パニック発作による条件づけで予期不安が起こる

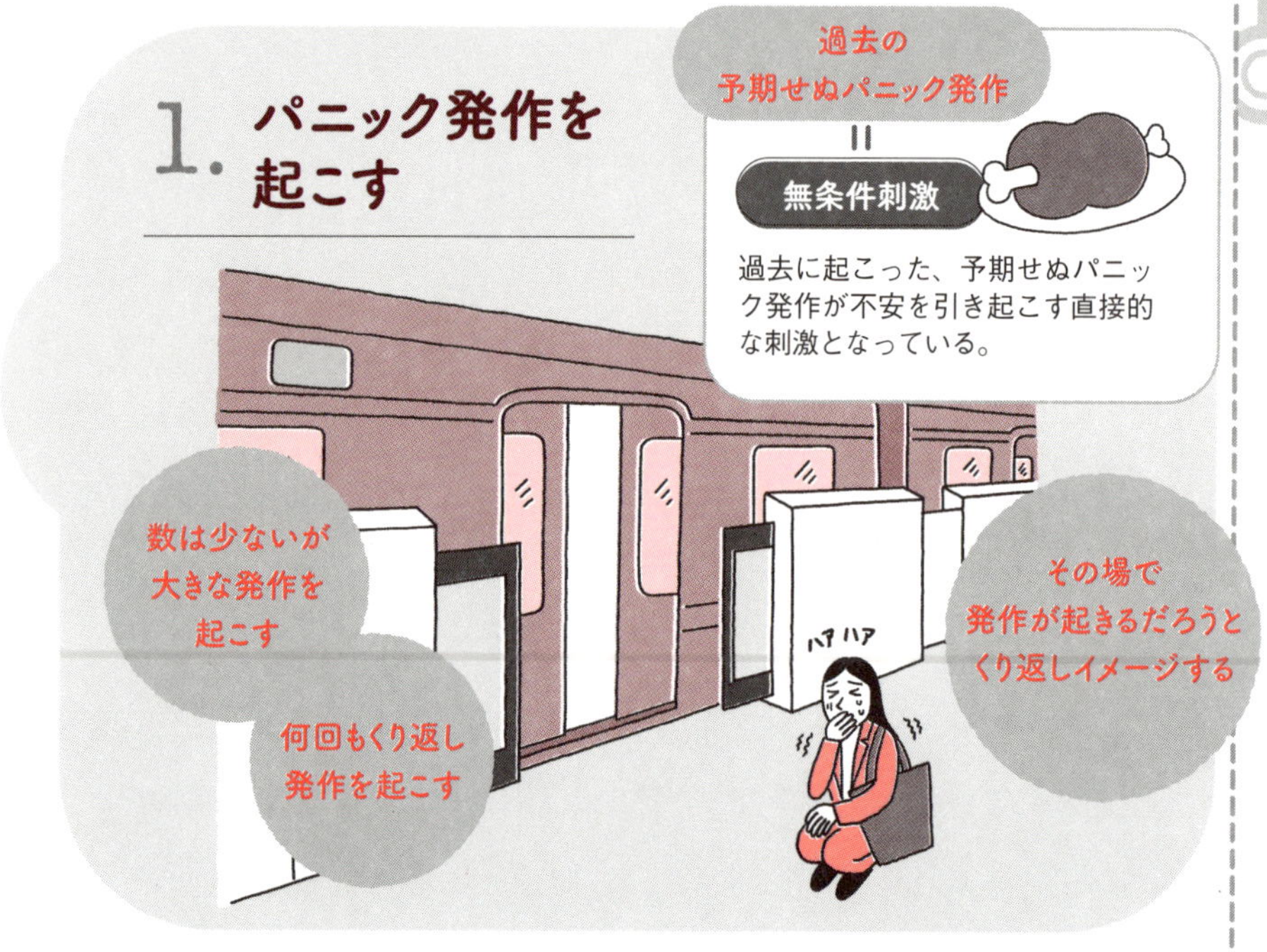
1. パニック発作を起こす
過去の予期せぬパニック発作
＝
無条件刺激
過去に起こった、予期せぬパニック発作が不安を引き起こす直接的な刺激となっている。
数は少ないが大きな発作を起こす
何回もくり返し発作を起こす
その場で発作が起きるだろうとくり返しイメージする
ハァハァ

レスポンデント学習（P52）の理論に従い、予期不安を考えてみましょう。元来、電車やホームは恐怖の対象ではありませんから、恐怖反応を引き起こす刺激ではありません（中性刺激）。

ところが「何度もつらい発作をくり返す」「数は少ないがインパクトが強い大きな発作を起こす」「その場所でつらい発作が起きるだろうとくり返しイメージする」といった体験をもつことで、電車やホームが条件刺激へと変わっていきます。すると、電車やホームに対して、自分では意図せず恐怖反応が生じるようになるのです。条件づけの成立です。

パブロフの犬にたとえると、ベルが電車やホーム、よだれが恐怖の感情になります。

2. パニック発作を起こした場所に行く、似た状況に身を置く

過去に、予期せぬ発作を起こした場所・状況

＝

中性刺激

過去にパニック発作を起こした場所・状況と同じ、もしくは似たような場所・状況が、反応を引き起こす刺激として機能してしまう。

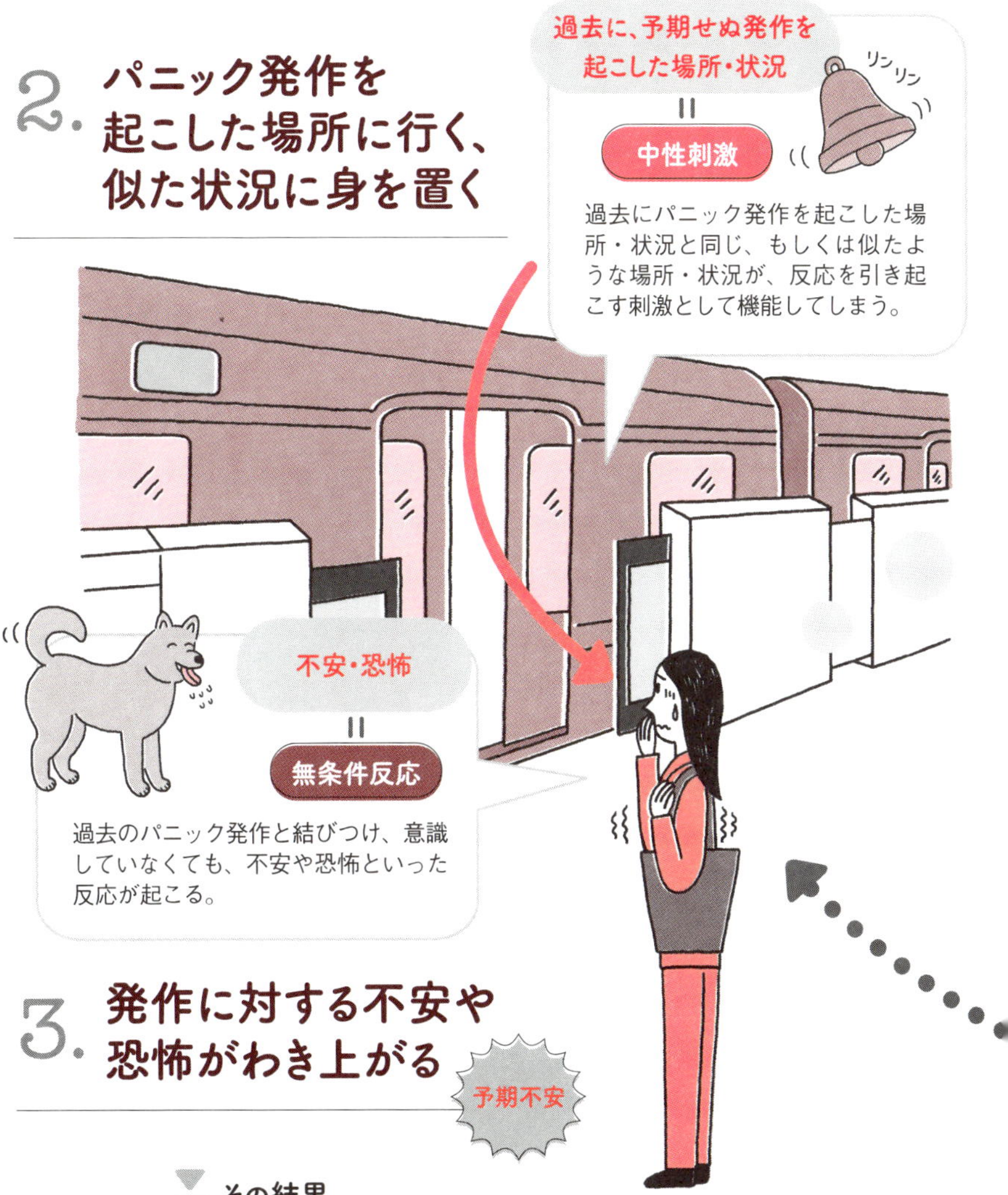

不安・恐怖

＝

無条件反応

過去のパニック発作と結びつけ、意識していなくても、不安や恐怖といった反応が起こる。

3. 発作に対する不安や恐怖がわき上がる

▼ その結果

条件づけの成立　次第に、特定の場所・状況に置かれると、不安や恐怖が生じるようになる。

心理的要因❷

条件づけされた不安は消し去ることができる

ベルの音を聞いてよだれをたらす犬も、電車やホームを見て予期不安を感じる人も、その心理の背景には「条件づけ」というメカニズムがあります。条件づけという、学習することで生じる行動や反応は、特定の条件で学習し直せば消し去ることができます。

ベルがなっても肉が出なければ条件づけは消えていく

肉を見てよだれをたらしていた犬が、条件づけの学習を経て、ベルが鳴るとよだれが出るようになったケースについて考えていきます（P58）。この条件づけを消去するには、「条件づけされた刺激（ベル）に対して、無条件刺激（肉）を出さない」ことをくり返すのです。

ベルが鳴っても、肉は出てこない。これを何度も体験することで、よだれ（条件反応）はだんだん減っていき、最終的に出なくなります。

一度学習された行動や反応が、特定の条件下で徐々に弱まり、最終的に消失する過程を「条件づけの消去」と呼びます。レスポンデント学習における条件づけにおいて重要な概念です。

条件づけの消去には「くり返し続ける」ことが重要

条件づけの消去は、パニック症の予期不安でも当てはまります。電車やホームを見て、予期不安が高まり発作のような状態を起こしてしまう人のケースを見ていきます（P59）。

この条件づけを消去するには「条件づけされた刺激（電車やホーム）に対して、無条件刺激（過去の予期せぬパニック発作、そのイメージ）を出さない」ことをくり返します。

電車やホームを見たり、その場所に行ったりしても、つらい発作は起きないということを、何度もくり返し体験するのです。すると、予期不安（条件反応）は消去されます。

ただ、条件づけの消去は容易ではありません。始めたばかりの頃には、条件づけされた行動・反応が一時的に増加することがあります。しかし、くり返し続けることで、徐々に減少していきます。もちろんその過程でも、行動・反応は増えたり減ったりしますが、やがて消去へと向かっていきます。

レスポンデント学習の
条件づけ消去のプロセスが、
予期不安を消し去るための
治療へと応用することができます。
次ページでは
図を使って両者を説明します。

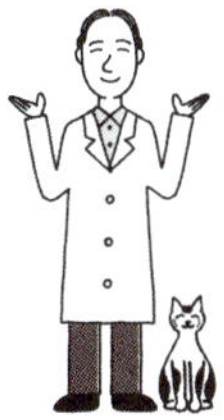

くり返すと反応が消える

条件づけ

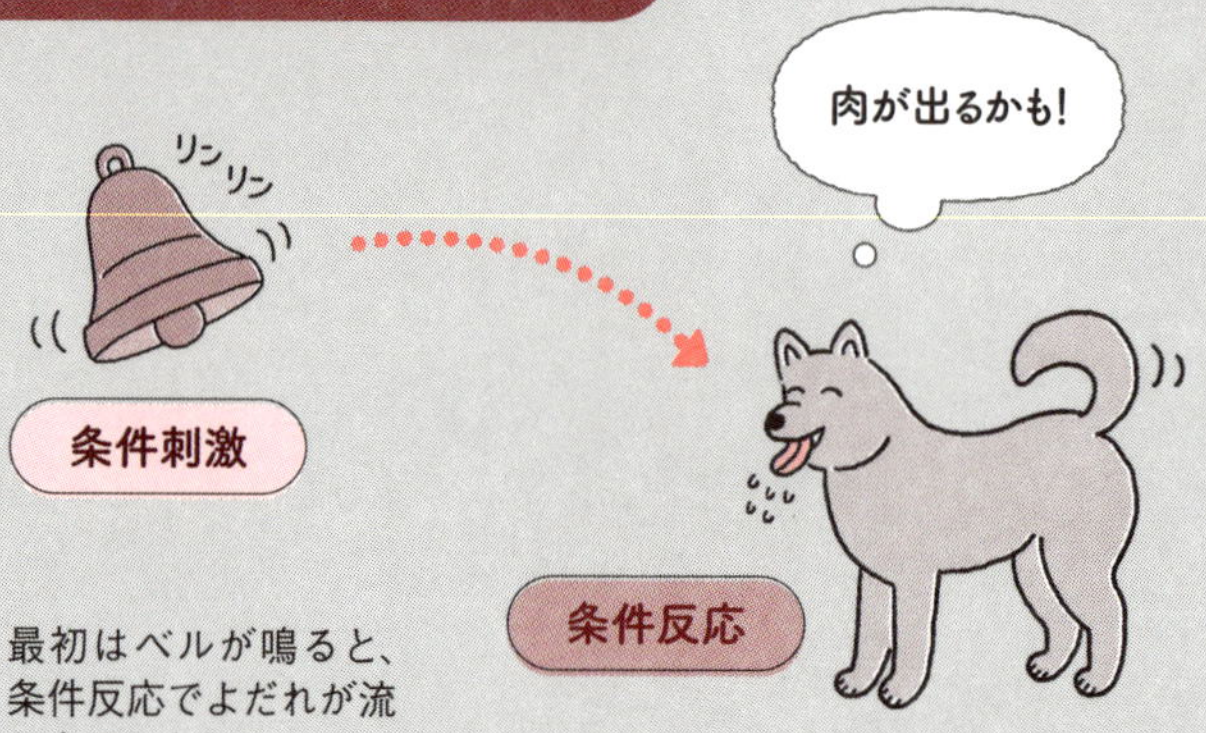

最初はベルが鳴ると、条件反応でよだれが流れ出てしまう。

条件減

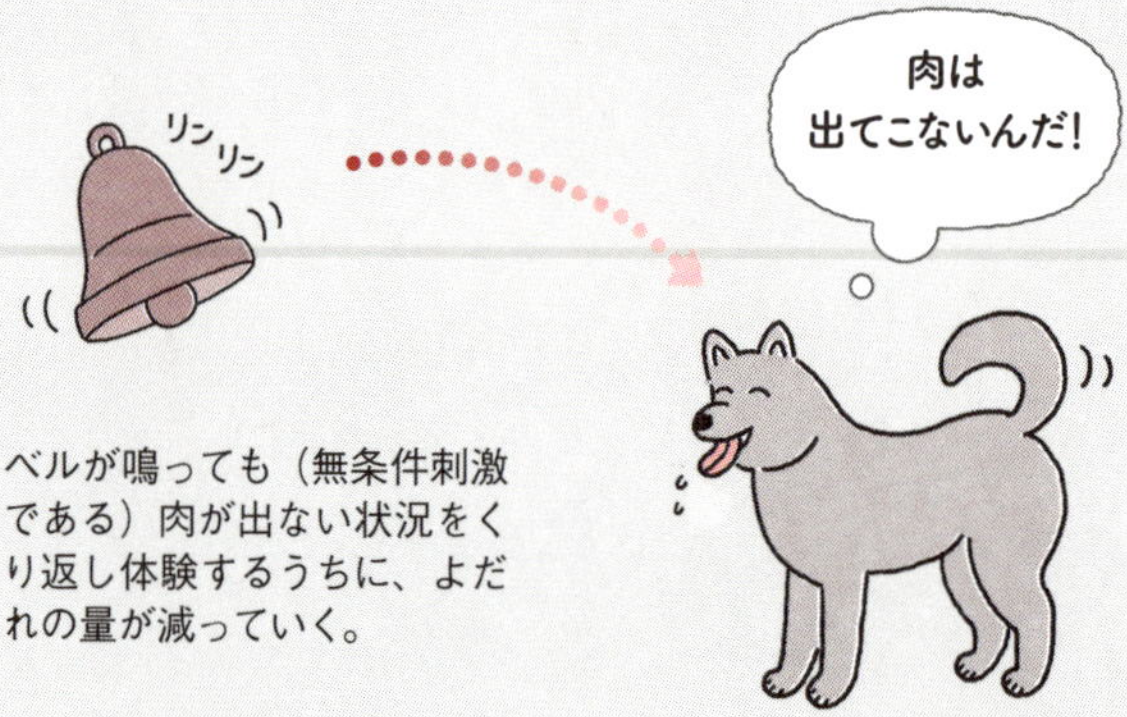

ベルが鳴っても（無条件刺激である）肉が出ない状況をくり返し体験するうちに、よだれの量が減っていく。

条件づけ消去

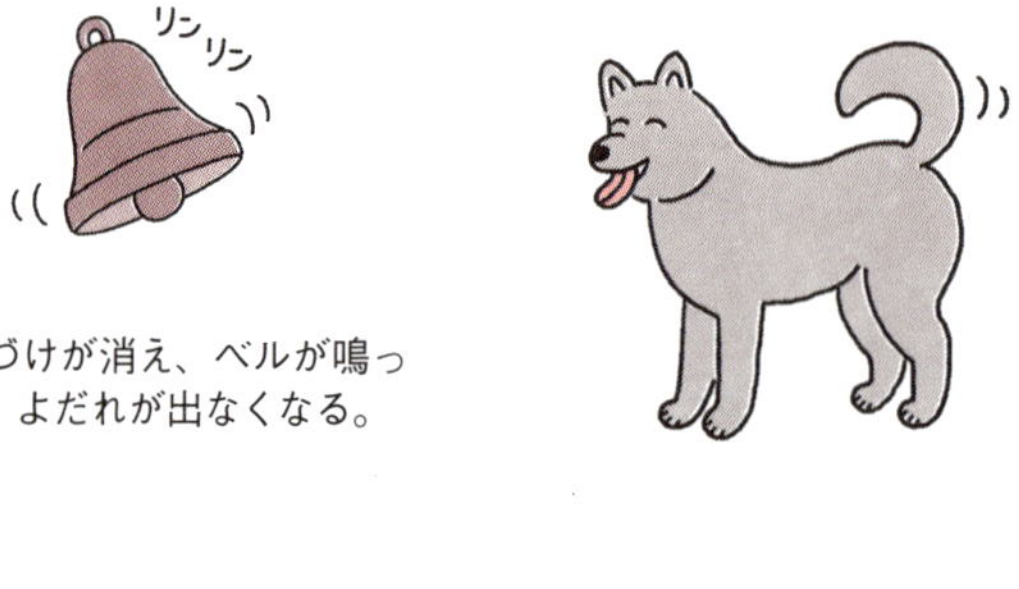

条件づけが消え、ベルが鳴っても、よだれが出なくなる。

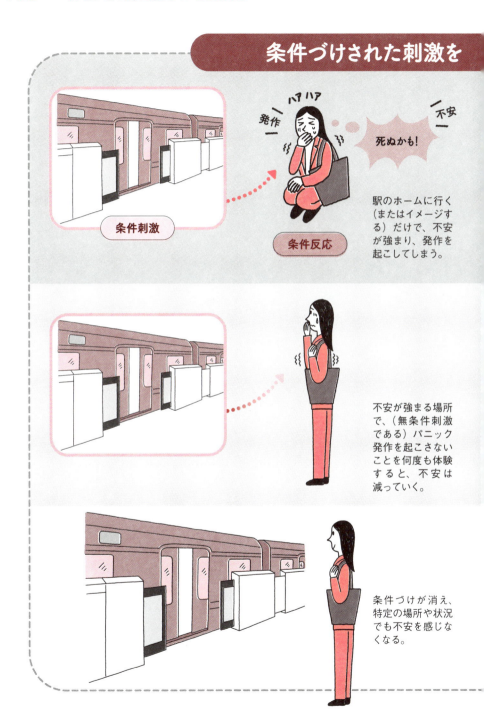

条件づけされた刺激を

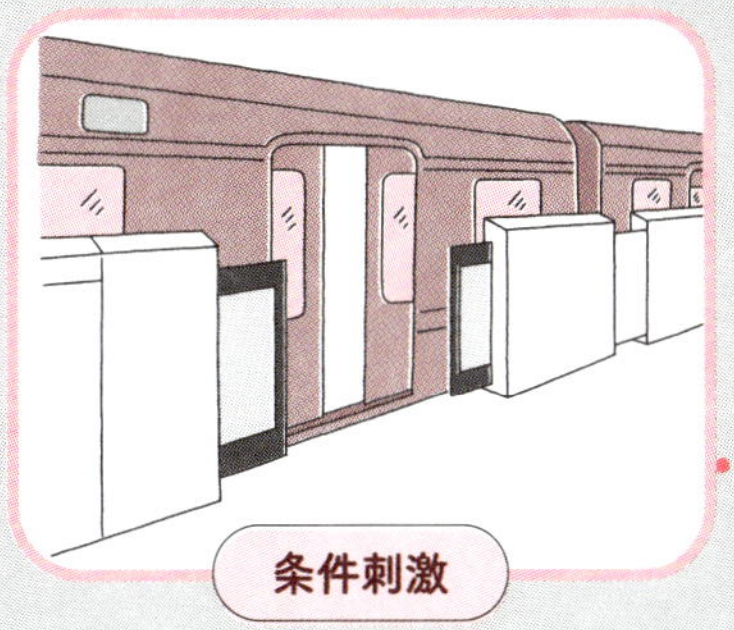

駅のホームに行く（またはイメージする）だけで、不安が強まり、発作を起こしてしまう。

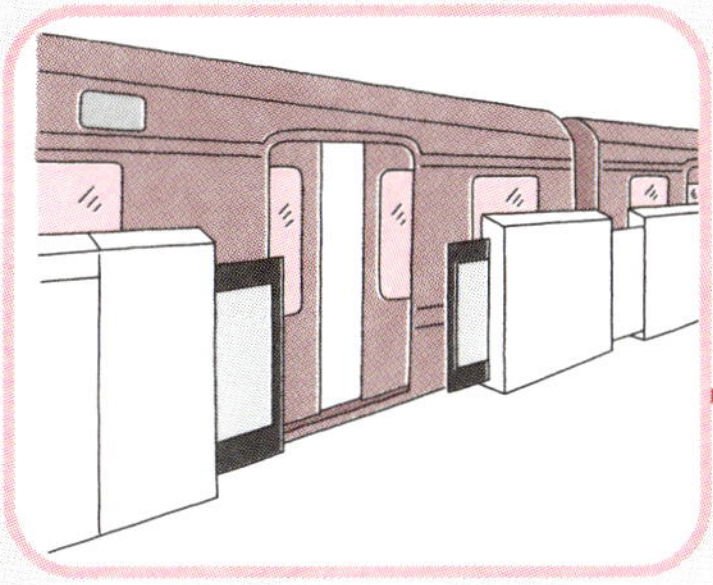

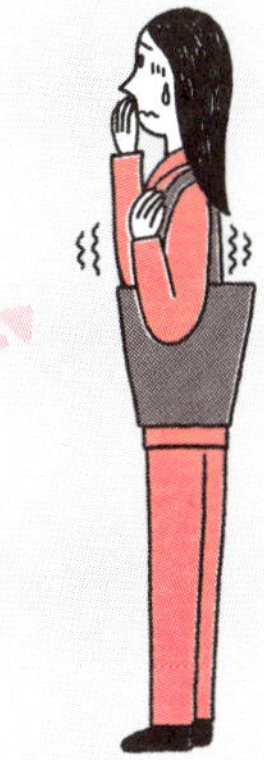

不安が強まる場所で、（無条件刺激である）パニック発作を起こさないことを何度も体験すると、不安は減っていく。

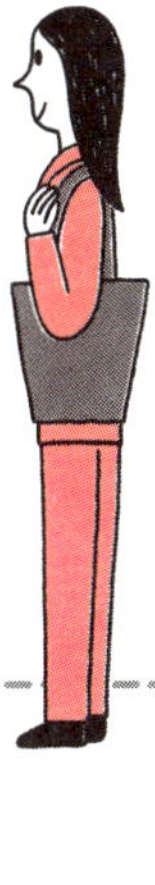

条件づけが消え、特定の場所や状況でも不安を感じなくなる。

心理的要因③

ただし、予期不安を消すには難しい要因がある

予期不安は条件づけによって生じるので、条件づけを消去することができれば治まっていきます。ところが、予期不安の条件づけを消去するのは、ベルで条件づけされたよだれを止めるよりずっと大変です。

なぜパニック症における条件づけが治しづらいのか

理由❶ 生命の危機を感じるほど発作のインパクトが強い

パブロフの犬の条件づけは「肉が食べられるかどうか」という問題であり、すぐに生死に関わる危険があるわけではありません。食欲という本能的な欲求に関わることでも、犬にはそれほど強いインパクトにならず、ベルの音とともに肉が出なければ、やがてベルを聞いてもよだれは出なくなります。

一方、パニック発作の症状は、生命の危機を感じるほどの恐怖です。窒息するのではないかと思うほどの呼吸困難と激しい動悸、発汗、全

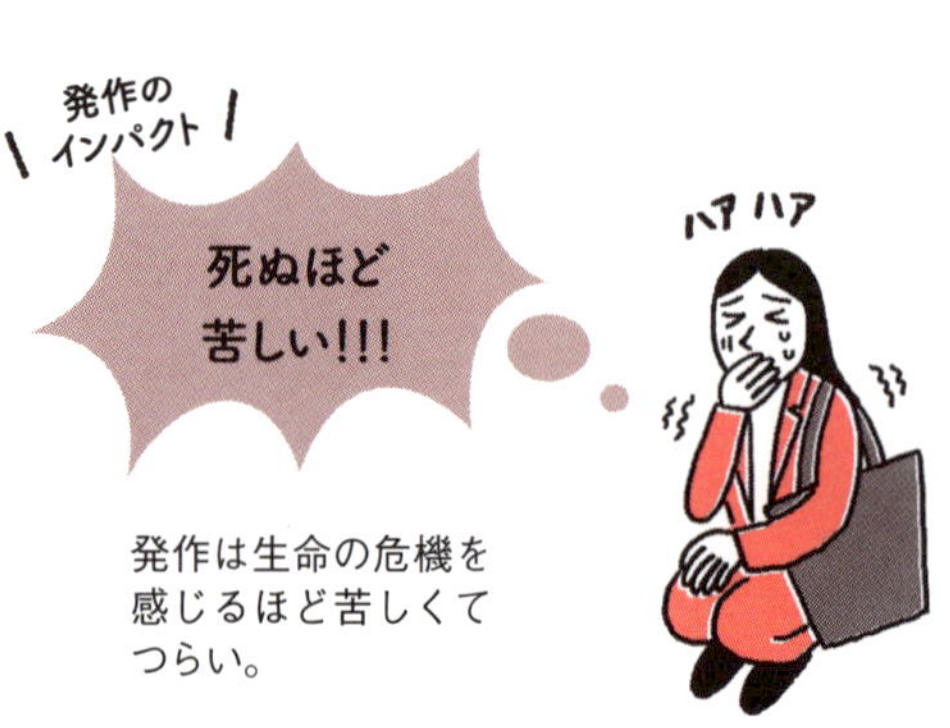

発作は生命の危機を感じるほど苦しくてつらい。

身の震えなどが生じて「このまま死ぬのではないか」と恐怖に襲われます。このような生死に関わる体験のインパクトは非常に強く、一回でも経験すると脳裏と身体に刻まれて簡単に消すことはできません。

理由② パニック発作が出ないようにコントロールするのは困難

パブロフの犬の実験では、ベルを鳴らしても「肉が出てこない」状況を完璧につくることができますが、パニック発作は実験のようにコントロールできません。

予期しないパニック発作の不安やドキドキは、薬物療法で治まりやすいのですが、条件づけされた予期不安は薬を服用しても、抑えることが困難です。

理由③ パニック発作と予期不安の区別がつきづらい

予期不安の急激な高まりの結果生じる状況依存性の発作も、予期せぬパニック発作と同じような激しい症状をともないます。

ふたつの発作は、いいようのない不安感と息苦しさ、動悸、発汗、震えなど心理的・身体的症状がとてもよく似ているので、患者さんはパニック発作と状況依存の区別がつきません。

もともとはパニック発作に条件づけされた予期不安なのに、電車やホームに行くと恐怖や不安を感じ、予期不安が急激に高まり発作のよう

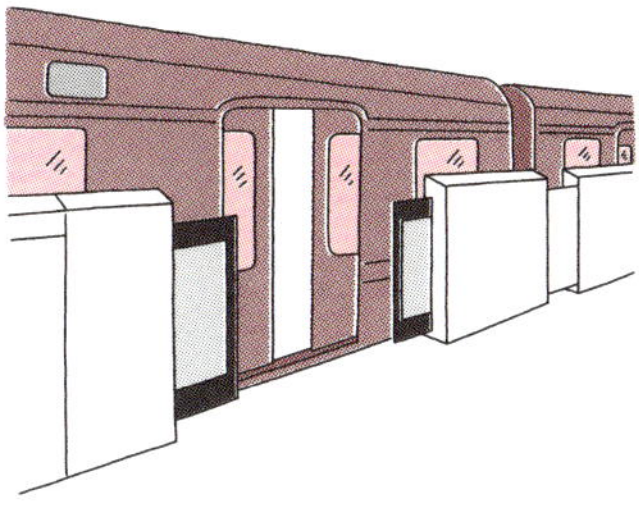

つらい症状を抑えられない

条件づけで起こる予期不安の症状は薬物療法では抑えられない。

になってしまいます。患者さんはそれが予期せぬパニック発作（状況非依存性・条件づけとは関係なく起こるもの）なのか、条件づけされた予期不安（状況依存性・条件づけによって起こるもの）なのか区別していません。「電車に乗ると必ず発作が起こる」と認識しているだけです。

さらに、そこで起きる予期不安の症状も、パニック発作同様に大変つらいものであるため、今度はその予期不安に対する予期不安が生じ、病態はますます複雑化していきます。多くの患者さんは、条件づけで起こる状況依存性の不安や身体症状にまで恐れを感じるようになり、予期不安が強まっていくという悪循環におちいりやすいのです。

次第に広場恐怖へと悪化していく

このようにして予期不安によって起きる発作がくり返されるうちに、発作の起きやすい場所や状況と予期不安がどんどん強く条件づけられていきます。すると、患者さんは予期不安が成立する場面や状況を自ら避けるようになり、広場恐怖に進展していきます。

いったん回避行動が習慣化すると、条件づけを消し去る機会は失われてしまいます。こうして、多くの患者さんは発作が起きないように行動範囲を狭めて生活するほかなくなってしまうのです。

予期不安の高まりで起きる発作は、パニック発作にそっくり

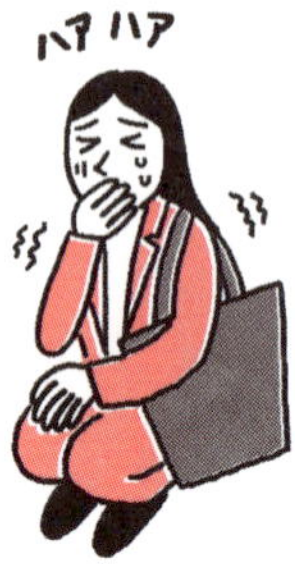

予期不安の急激な高まりで起こる状況依存性の発作の内容（過呼吸など）は、パニック発作の症状と同じ。

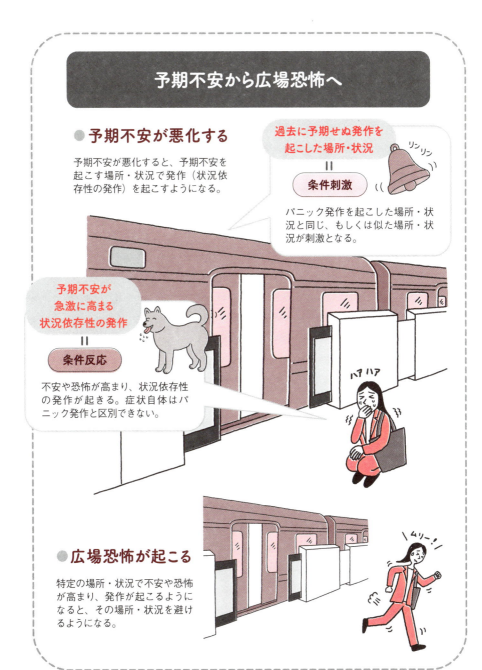

予期不安から広場恐怖へ

● 予期不安が悪化する

予期不安が悪化すると、予期不安を起こす場所・状況で発作（状況依存性の発作）を起こすようになる。

過去に予期せぬ発作を起こした場所・状況

＝

条件刺激

パニック発作を起こした場所・状況と同じ、もしくは似た場所・状況が刺激となる。

予期不安が急激に高まる状況依存性の発作

＝

条件反応

不安や恐怖が高まり、状況依存性の発作が起きる。症状自体はパニック発作と区別できない。

● 広場恐怖が起こる

特定の場所・状況で不安や恐怖が高まり、発作が起こるようになると、その場所・状況を避けるようになる。

要因と治療法の関係

生理的要因には薬物療法、心理的要因には心理療法

パニック症の生理的要因としては脳機能の問題、心理的要因としては条件づけの問題があることがおわかりになったでしょう。これらを踏まえると、パニック症の治療内容がより深く理解できると思います。

予期不安が強い場合は薬物&心理療法

まず、初期に起こりやすい予期せぬパニック発作に対しては、薬物療法で制御していきます。脳内の神経伝達物質を薬物で調整することができるので、薬物療法が有効なのです。

その後起こる予期不安で状況依存性発作が起きているケース、広場恐怖が見られるケースは、心理的要因である条件づけが大きく影響しています。そのため、薬物療法だけで改善するのは難しく、心理療法を用いて治していきます。

心理療法の中心となるのは、エクスポージャー（曝露療法）を中心と

した認知行動療法です（Ｐ40）。これは、先にお話しした条件づけの消去を、手順を踏んで行っていく方法です。

予期不安、広場恐怖が起きやすい状況・場所に身を置く体験をくり返し行います。不安な場面に行くと、パブロフの犬のよだれのように（意識していてもしていなくても）予期不安やそれにともなう身体症状が、条件反応としてあらわれます。不安やドキドキが出てつらい状態におちいります。

それでも、その症状が出ることに対して良し悪しを決めず、時間とともに落ち着いていくこと（Ｐ29・下）を大事にしていきます。

最初から心理療法中心の人もいる

予期せぬ発作とともに予期不安や広場恐怖が併存しているような場合では、薬物療法で予期しないパニック発作を抑えつつ、心理療法も並行して行ます。

パニック症は症状が多岐にわたり、受診のタイミングも人それぞれなので、つねに薬物療法を経て、心理療法をするといった教科書通りの治療を行うわけではありません。

パニック発作のみを訴えて受診した場合、薬物療法だけで治っていく

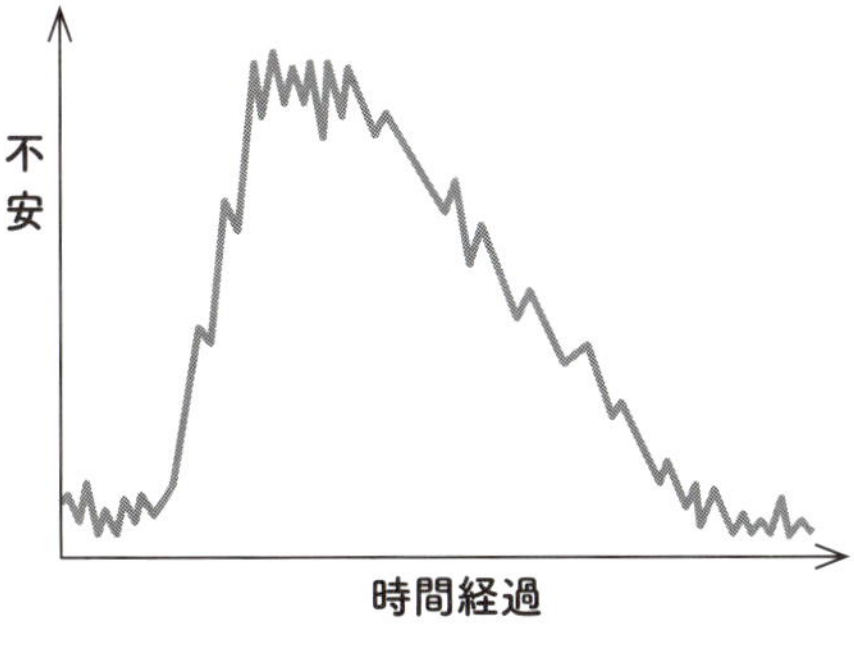
不安
時間経過

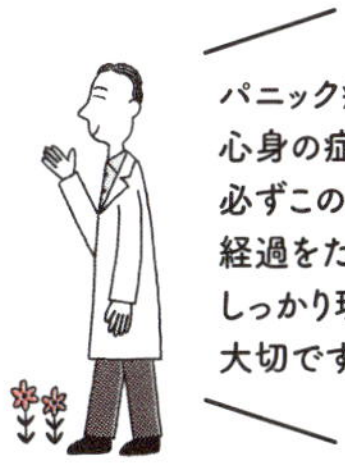
パニック症で起こる
心身の症状が、
必ずこのグラフのような
経過をたどることを、
しっかり理解しておくことが
大切です。

方もいらっしゃいます。一方で、受診時に予期せぬパニック発作は治まっていて、決まった場面での予期不安や広場恐怖のつらさを訴える方には、薬物療法を行わず、エクスポージャーを中心とした認知行動療法のみで治療することもあります。

そもそも患者さんのなかには、エクスポージャーをしているとは自覚していなくて、自分の苦手な場所・状況に身を置くことを、工夫しながら行い、生活のなかで自然と改善していく方もいらっしゃいます。たとえば電車に乗らないと出勤できないために、最初は混んでいる時間帯を避けて通勤し、徐々に混雑した時間帯に出勤することに挑戦し、自然と元の生活に戻れた人もいます。

治療期間も数か月から数年かかることも

こうした違いは、治療期間でも同様に見られ、心理療法は人によってかなりばらつきがあります。

予期不安や広場恐怖がそれほど重症化していなければ、数か月で治っていきます。でも、前述したように予期不安の条件づけの消去は非常にハードルが高い（P60）ため、エクスポージャーにとり組んでも、なかなかうまくいかず、改善に何年もかかるケースも見られます。

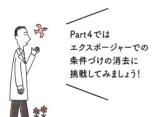

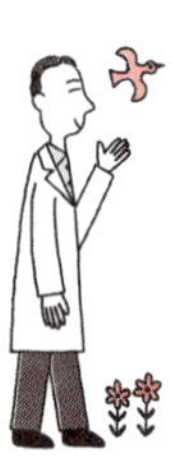
Part4では
エクスポージャーでの
条件づけの消去に
挑戦してみましょう!

Part4

エクスポージャーのレッスン

不安を生む条件づけを消し去って、自由な毎日を手に入れる

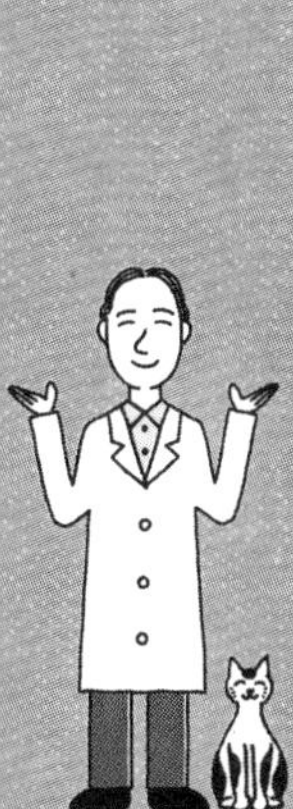

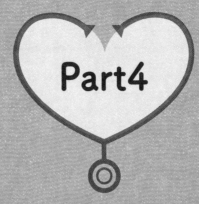

パニック症になって以来、
不安な気持ちが消えず、
日常生活に制約が生まれているのでは？
エクスポージャーという方法で
不安な状況に少しずつ自分を慣らし、
自由な毎日を手に入れましょう。

エクスポージャーの心構え

条件づけされた症状が出ても、くり返しどんどん続けていく

予期不安や広場恐怖があると、エクスポージャーのレッスンでも症状があらわれます。「症状が出たらダメ」と思わず、くり返しチャレンジすることが大切です。

ドキドキしたときこそよくなるチャンス

人は緊張すればドキドキするものです。パニック症の人はドキドキすると「ダメだ」「発作が起きる」と心のなかでつぶやき、最悪の場面を連想し、さらに不安を増幅させるという悪循環におちいります。

この悪循環を断ち切るためには、最初にドキドキしたときにネガティブなつぶやきをしないようにしてみましょう。

たとえば「すぐ落ち着くから大丈夫」「以前よりはずっとラク。最悪ではないな」「これはドキドキではなく、ワクワクだ」など、気分がラクになるポジティブなつぶやきにしてみるのです。

心のなかのつぶやきでも、言葉は認知に直接影響を与えるものです。自分で自分の考えを修正することができます。ドキドキを感じたら「よし、よくなるチャンスだ」と、自分に言い聞かせてみるといいでしょう。

どんどんくり返しやり続けることが近道

不安や恐れといった感覚は、強く心身に刻まれます。一度の体験でも消し去ることが難しい場合もあります。また、改善したかと思うと後戻りするなど、症状は一進一退をくり返し、いら立つこともあるでしょう。けれども、治療を続けていけば、学習された条件づけは徐々に弱まり、症状は軽減していきます。エクスポージャーの課題がすぐにできなくても諦めず、挑戦を続けてください。また、成功したら同じ課題をくり返し行い、しっかり体で覚えることが大切です。

自転車の練習を思い浮かべてください。初めて自転車に乗ればだれでも転びます。そこで諦めてしまったら、一生乗ることはできません。練習して乗れるようになった後も、直後にくり返し練習をするうちに上手に乗れるようになります。

エクスポージャーも同じです。できないからとすぐに諦めずくり返し行い、成功したら直後に反復練習を行うことが成功の秘訣です。

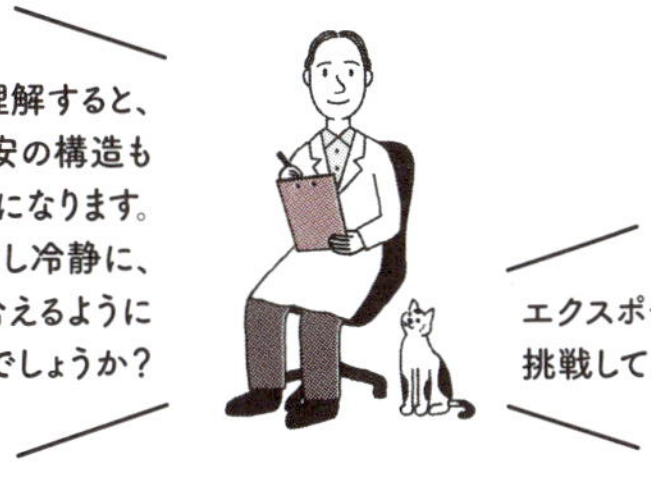
条件づけのしくみ（Part3）を理解すると、
自分の予期不安の構造も
わかるようになります。
その時点で、以前より少し冷静に、
不安と向き合えるように
なっているのではないでしょうか？
エクスポージャーに
挑戦してみてね！

不安や恐怖、また発作が起きても、症状はやがて消えることを理解する

自然と落ち着くと自覚することが大事

予期不安が急激に高まる状況依存性の発作では、不安・恐怖など精神症状も、動悸・息苦しさなどの身体症状も急激に高まりますが、どこまでも悪化し続けることはなく、死んでしまうことはありません。一般に約10分以内にピークを迎え、その後、徐々に落ち着いていくことを意識することが大切です。

不安の経過を意識する

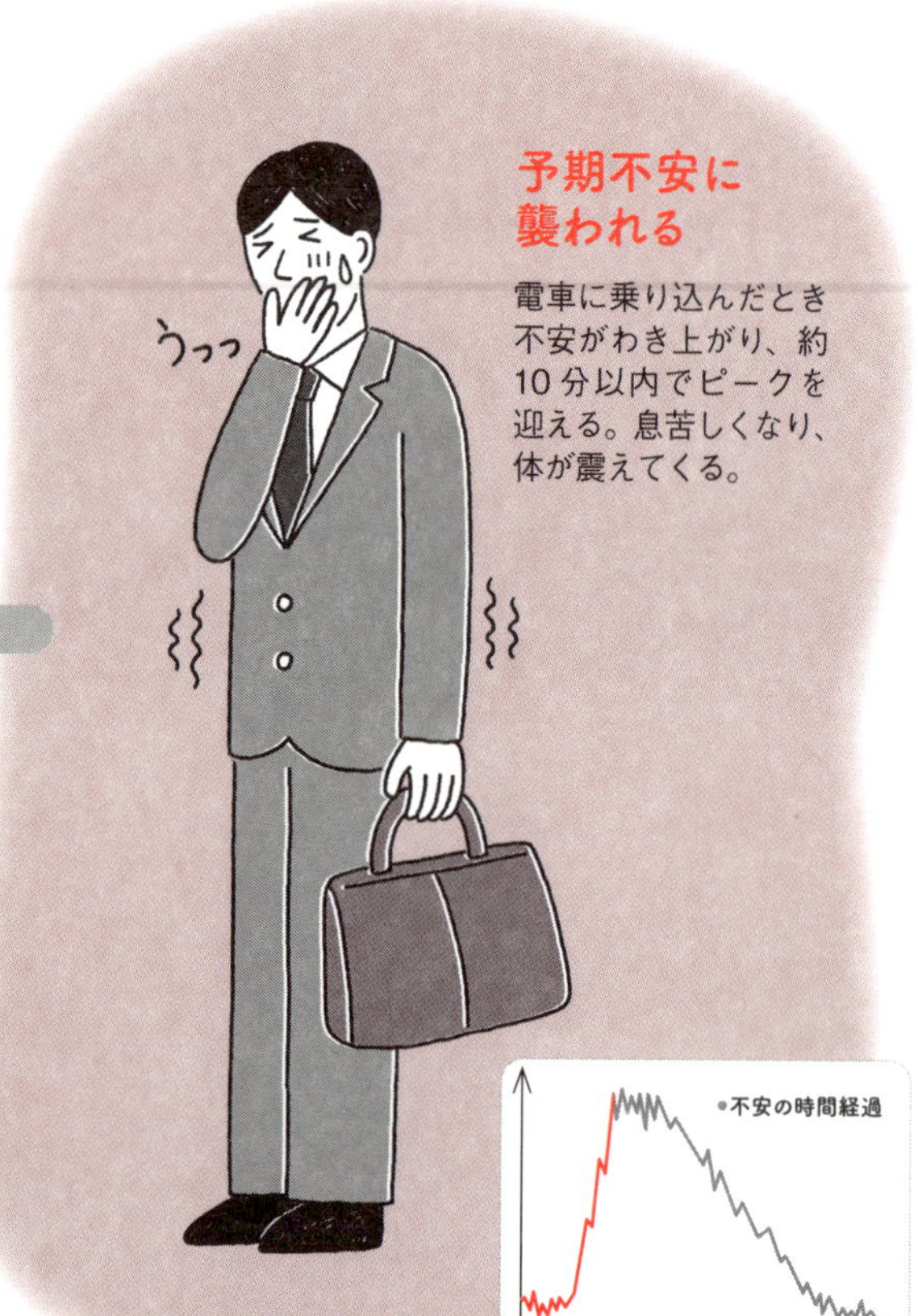
予期不安に襲われる
電車に乗り込んだとき不安がわき上がり、約10分以内でピークを迎える。息苦しくなり、体が震えてくる。
うっっ
不安の時間経過

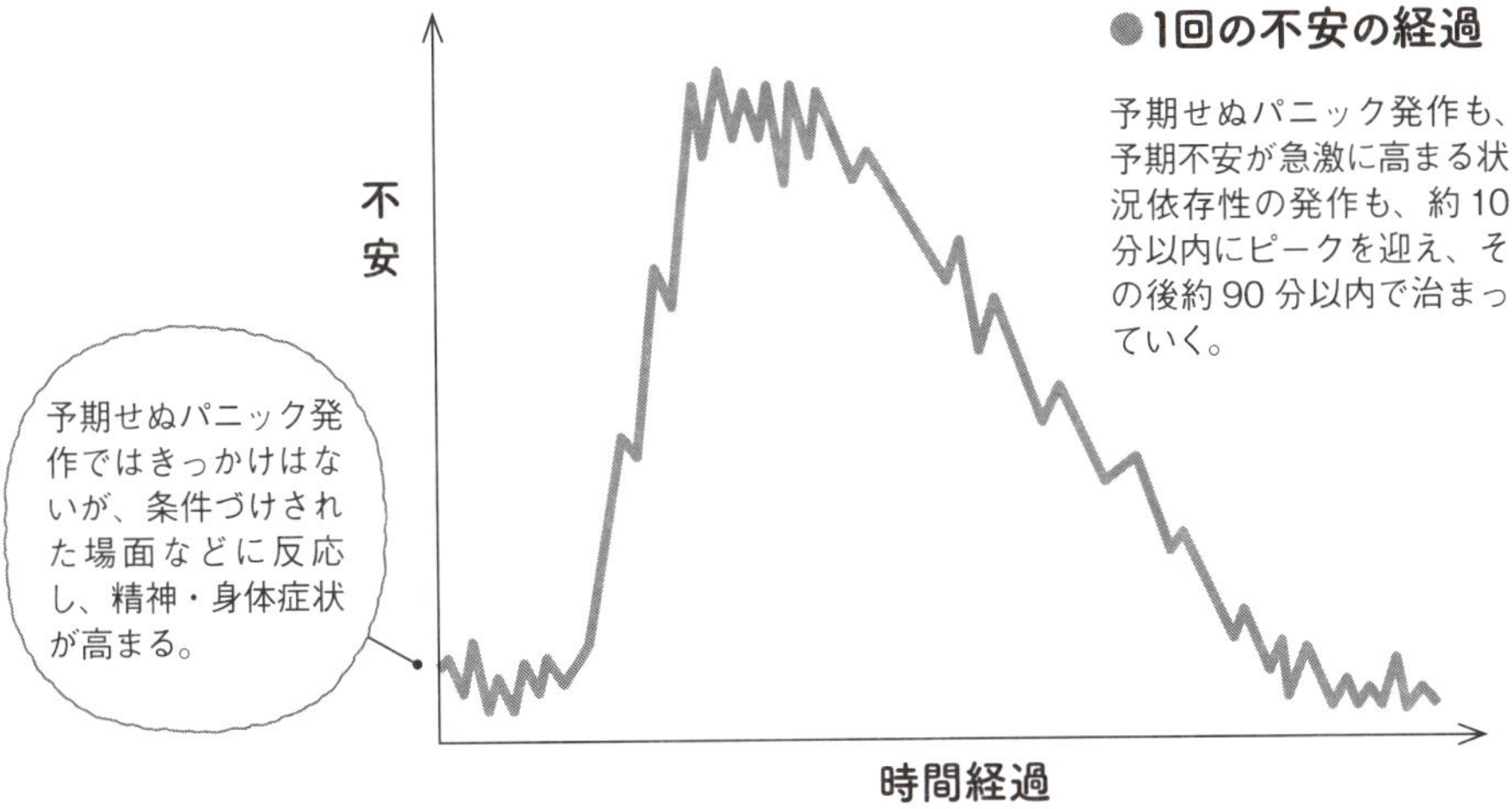
不安
時間経過
予期せぬパニック発作ではきっかけはないが、条件づけされた場面などに反応し、精神・身体症状が高まる。

●1回の不安の経過

予期せぬパニック発作も、予期不安が急激に高まる状況依存性の発作も、約10分以内にピークを迎え、その後約90分以内で治まっていく。

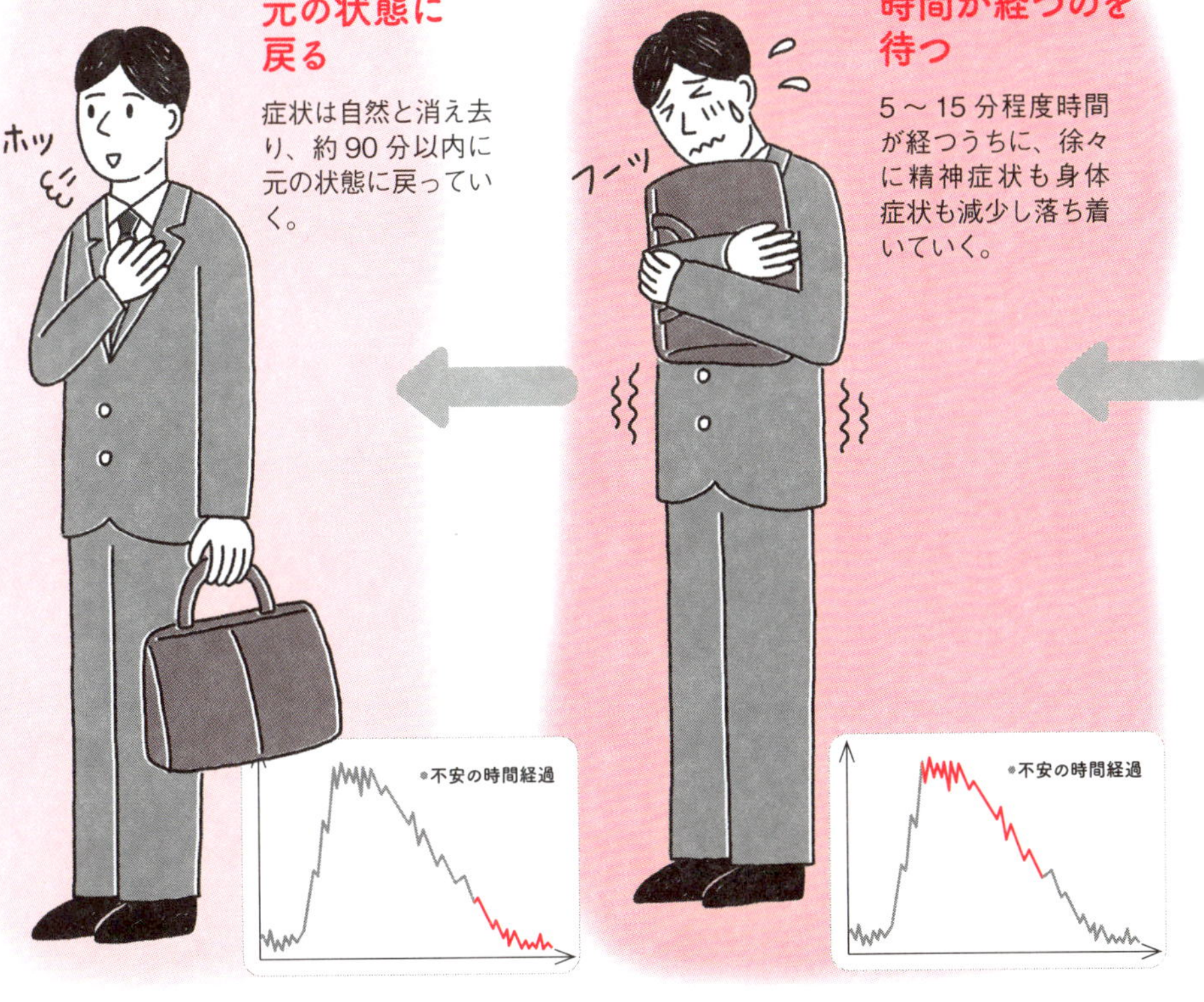
フーッ
ホッ
●不安の時間経過
●不安の時間経過

時間が経つのを待つ

5～15分程度時間が経つうちに、徐々に精神症状も身体症状も減少し落ち着いていく。

元の状態に戻る

症状は自然と消え去り、約90分以内に元の状態に戻っていく。

自覚的に不安体験をくり返すと、不安は徐々に消えていく

不安やそれにともなう身体症状は、通常10分程度でピークに達します。このときがもっともつらく、死んでしまうかもしれないという恐怖に襲われます。でも、このピークのときに、慌てず、焦らず、戦わず、逃げず、症状が過ぎていくのを待つことが大切です。

この体験を何度もくり返すことによって、ピークの時間が徐々に短くなり、グラフの山が小さくなっていきます。

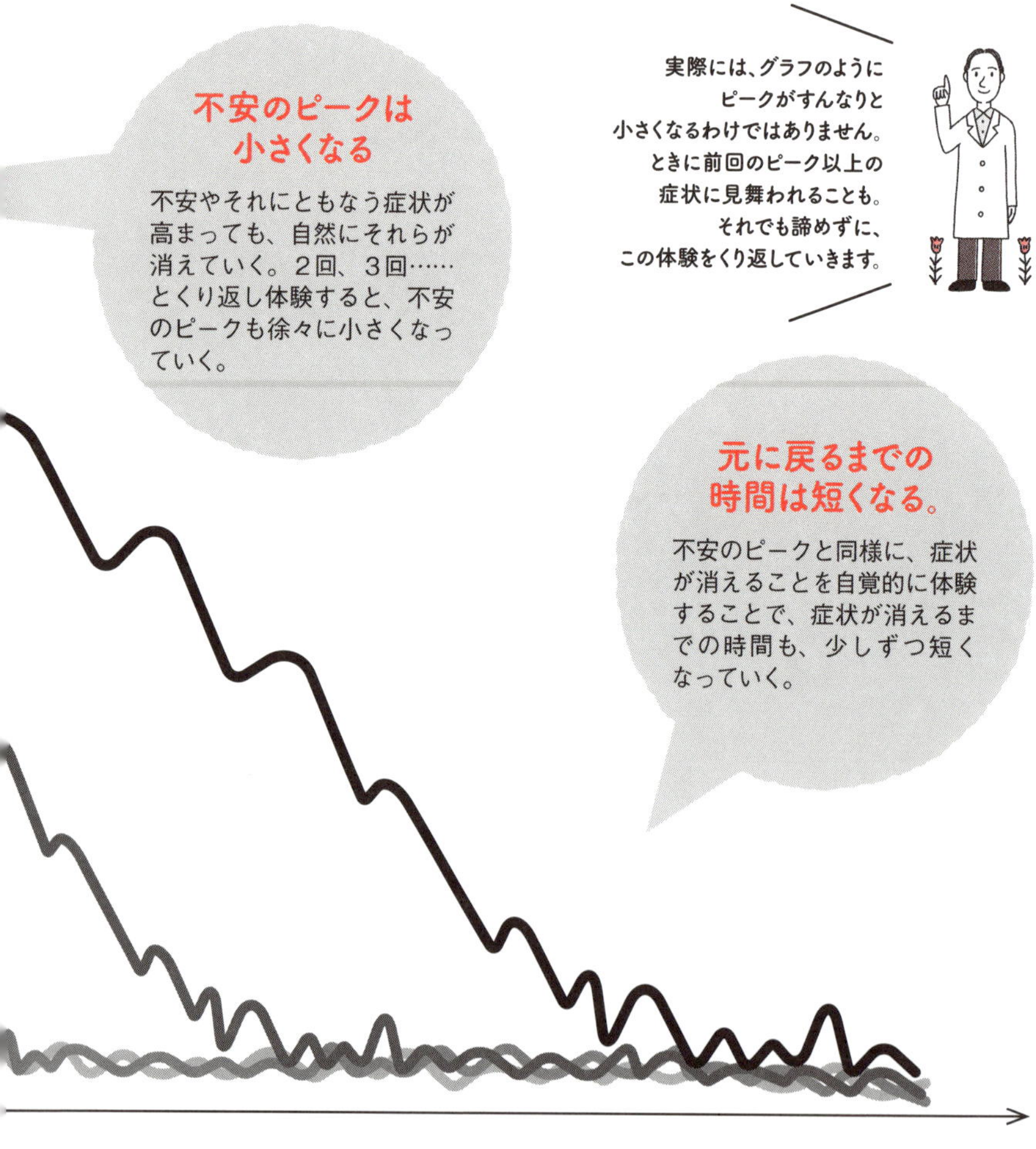

不安のピークは小さくなる
不安やそれにともなう症状が高まっても、自然にそれらが消えていく。2回、3回……とくり返し体験すると、不安のピークも徐々に小さくなっていく。

実際には、グラフのようにピークがすんなりと小さくなるわけではありません。ときに前回のピーク以上の症状に見舞われることも。それでも諦めずに、この体験をくり返していきます。

元に戻るまでの時間は短くなる。

不安のピークと同様に、症状が消えることを自覚的に体験することで、症状が消えるまでの時間も、少しずつ短くなっていく。

逃げ続けていても、不安は消えない

不安やそれにともなう身体症状がピークになったときに、その場を回避するような対処を続けていると、一時的には不安や身体症状が減っても、元の状態にまでは戻らない。

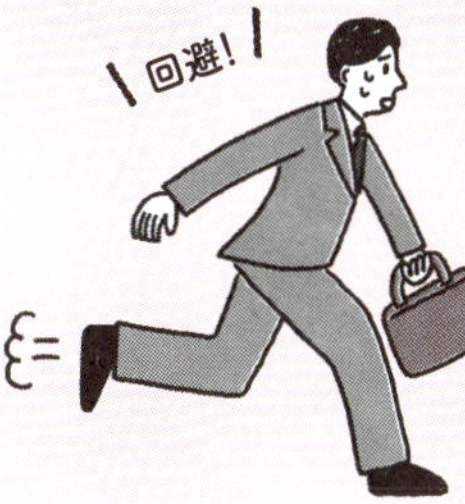

不安が高まったときの対処法はP85

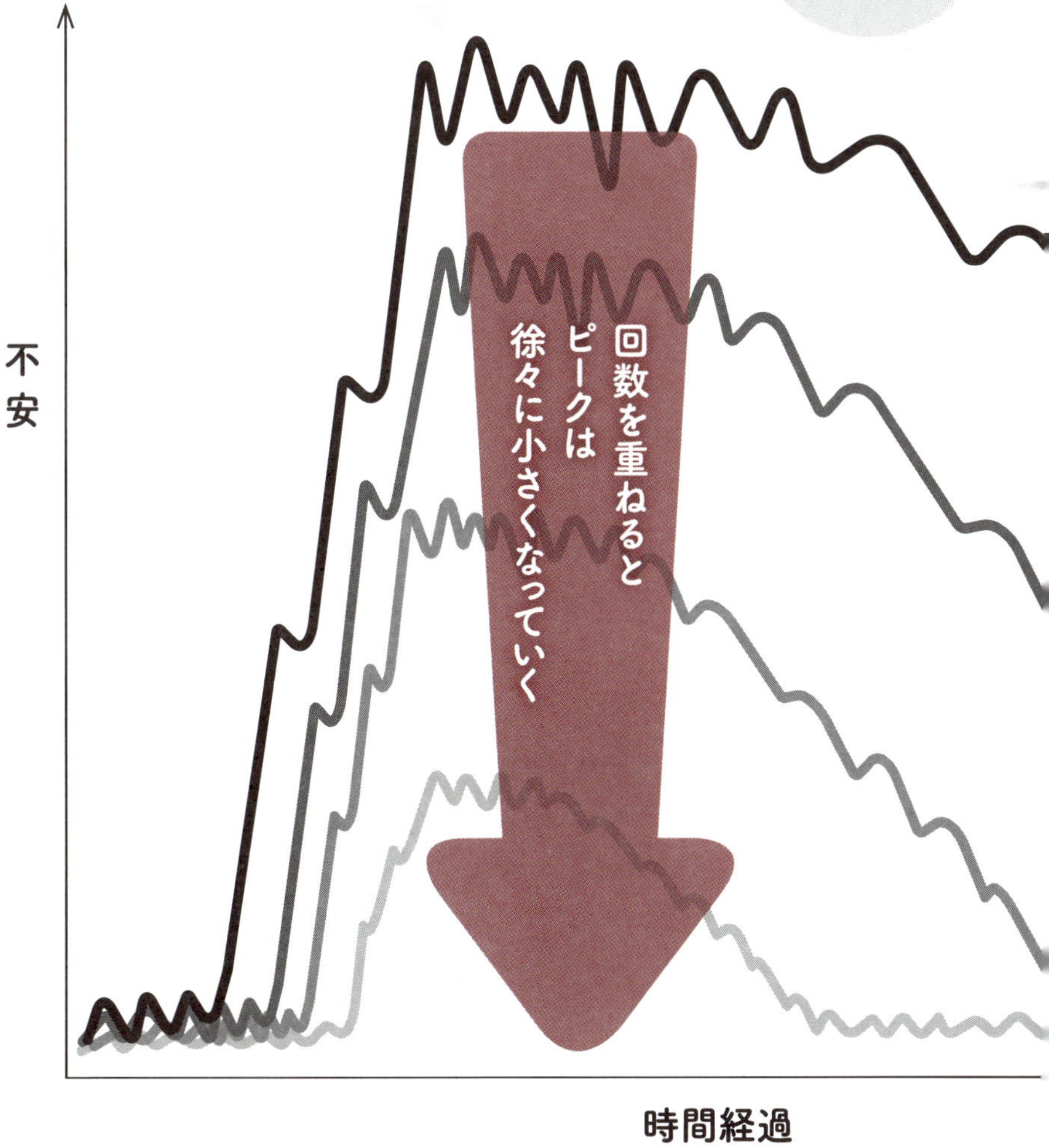

客観的に症状を見るために、点数化して記録する

自分の症状をモニタリングする

発作が起きているときはつらいものですが、慌てずにセルフモニタリングを行うことが回復の近道です。時間の経過に沿って変化する症状を観察し、点数化して表に書き込みます。症状があらわれてからピークを迎え、落ち着くまでのプロセスを見られるようになると、冷静に対処できるようになります。

症状経過表

あえて不安が起こりそうな場面に直面する。
その時刻を記し、自分の主症状を0～10で点数化し記録する。

症状がまったく出ない 0 ― 5 ― 10 症状がもっともひどい

場面・行動	時刻	不安	息苦しさ
T駅の改札を入る	10:30	3	0
電車内	10:40	6	2
↓	10:50	10	8
	11:00	10	8
	11:10	9	7
	11:20	9	6
	11:30	7	5
	11:40	6	2
Y駅のホーム	11:50	5	1
Y駅の改札を出る	12:00	4	0
	12:10	3	0
	12:20	4	0
	12:30	2	0
	12:40	2	0

主症状の1～2つをピックアップする。

5～10分刻みで時刻とその場面・行動を記す。

折れ線グラフ化してビジュアルで理解

点数だけでは変化がわかりにくい場合には、折れ線グラフで表してみましょう。横軸に時間、縦軸に症状の強さをとり、不安や息苦しさなど症状ごとの変化をグラフにします。

いったん発作が起こると、ずっと続くように感じることもあるでしょう。しかし、グラフ化することで、なにもしなくても症状が治まることを実感できます。

症状経過グラフ

症状経過表に記した数字を表に落とし込み、折れ線グラフをつくり、
自分の不安やそれにともなう症状の変化を理解する。

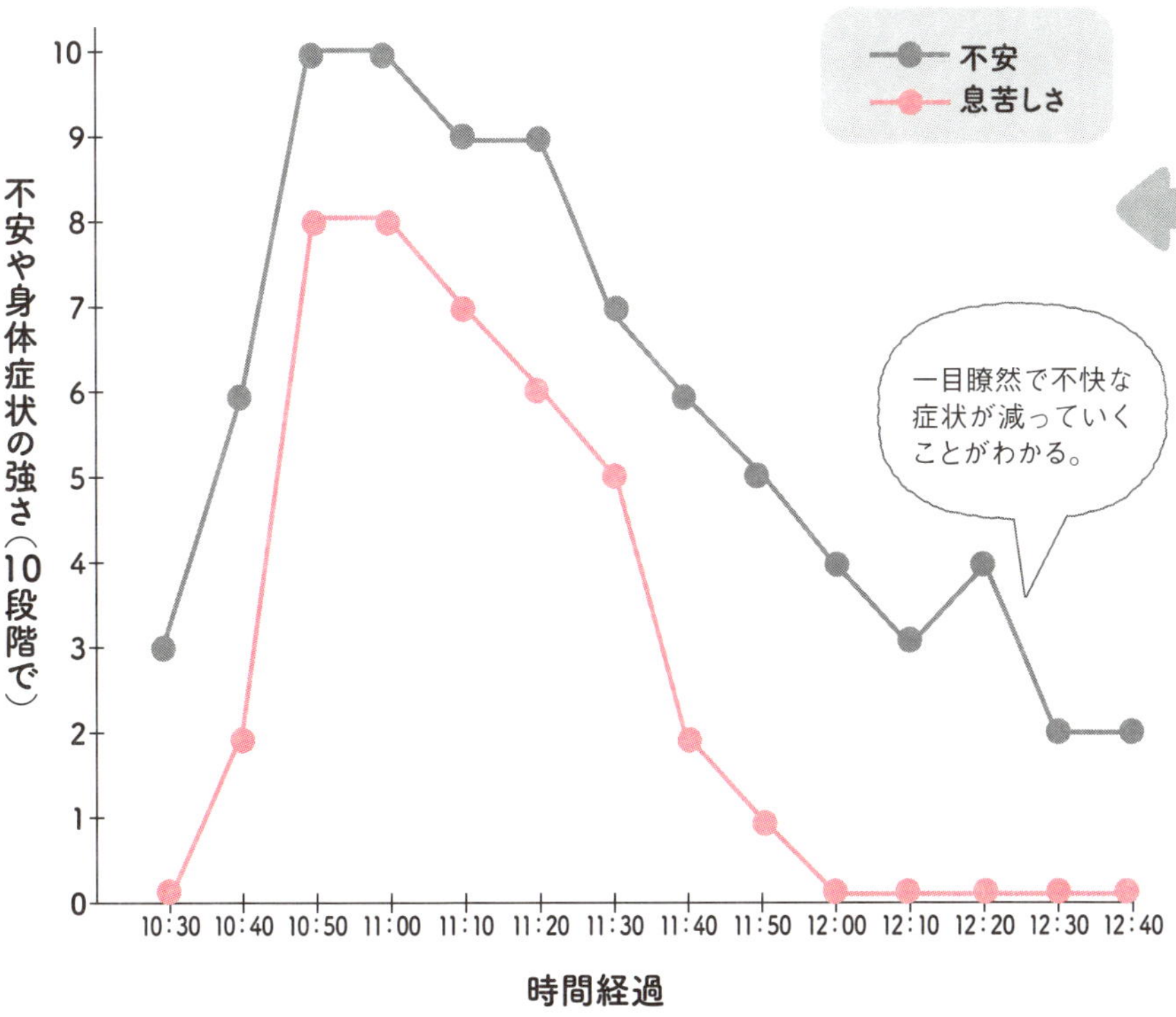

ラクになってきたところで点数化してもいい

不安のピークで点数化をやめると……

エクスポージャーは心地よい気持ちでできる治療法ではありませんから、途中で中断してしまうこともあるでしょう。しかし、不安のピークを迎える前に症状経過の観察をやめてしまうと、後半で不安が自然に軽減することを実感できず、時間経過による効果を得ることができません。

不安のピークまでしか点数化できない ×

症状がまったく出ない 0 ― 5 ― 10 症状がもっともひどい

場面・行動	時刻	不安	息苦しさ
T駅の改札を入る	10:30	3	
電車内	10:40	6	
↓	10:50	10	
	11:00	10	
	11:10		
	11:20		
	11:30		
	11:40		
Y駅のホーム	11:50		
Y駅の改札を出る	12:00		
	12:10		
	12:20		
	12:30		
	12:40		

不安が減っていくときに点数化する ◎

症状がまったく出ない 0 ― 5 ― 10 症状がもっともひどい

場面・行動	時刻	不安	息苦しさ
T駅の改札を入る	10:30		
電車内	10:40		
↓	10:50		
	11:00		
	11:10		
	11:20		
	11:30	7	
	11:40	6	
Y駅のホーム	11:50	5	
Y駅の改札を出る	12:00	4	
	12:10	3	
	12:20	4	
	12:30	2	
	12:40	2	

不安がピークに向かう部分より、不安が減少していく部分に意識を向けてみるとエクスポージャーがうまくいきます！

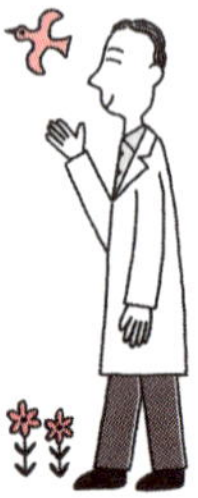

落ち着いてからでも点数をつける

症状が高まる経過では、つらくてどうしても点数化できないということがあります。ピークを超えて「ちょっと落ち着いてきたかな」という程度になってから点数化を始めましょう。後半からとり組めば、つらい症状が自然にやわらいでいく経過を実感できます。前半でやめてしまうより、後半だけでも行ったほうがよいのです。不安が消えていく経過を客観的に把握できるようになることが大切なのです。

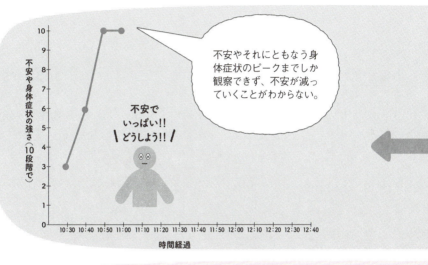

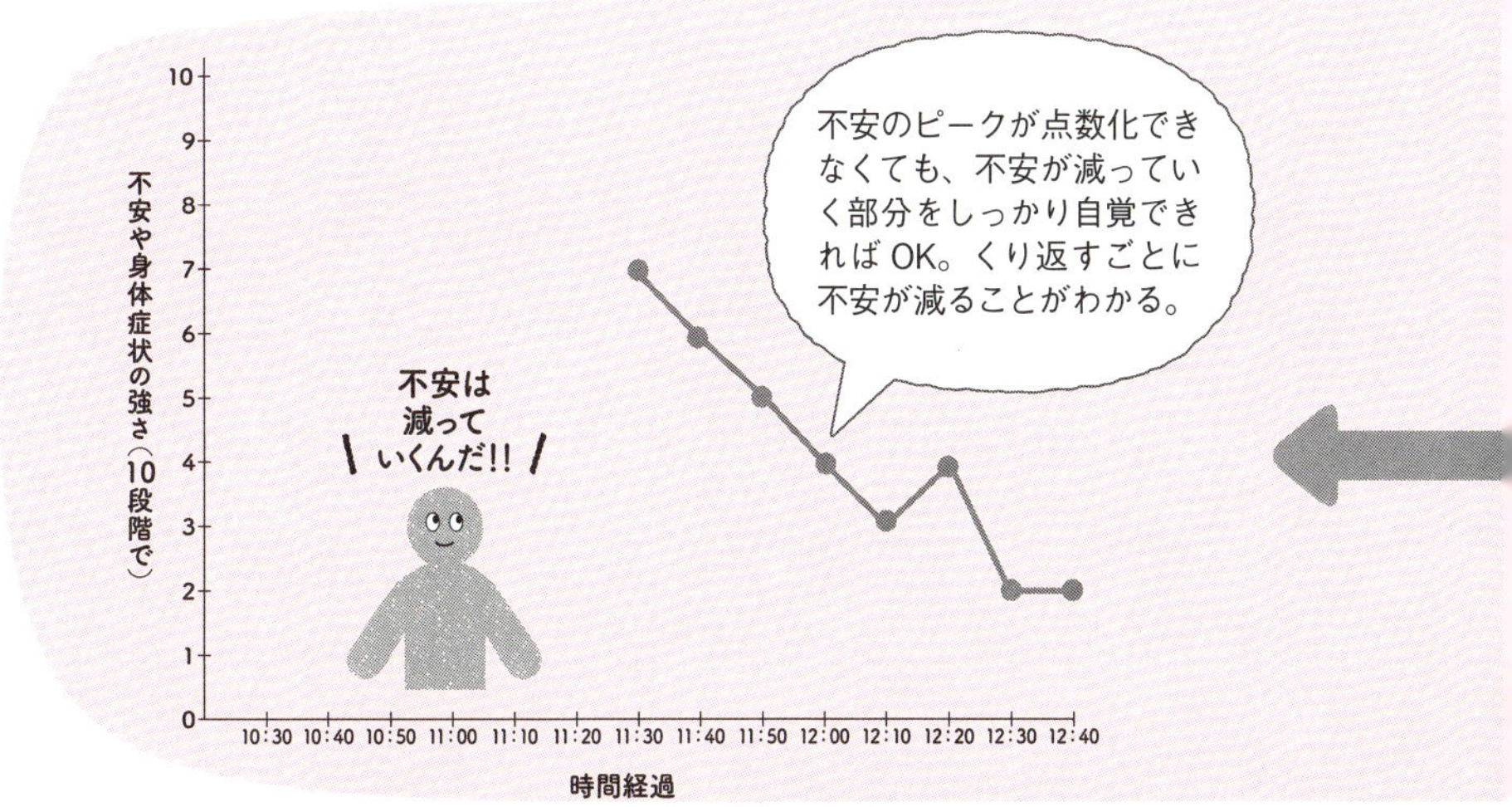

自分の不安を点数化し、一覧表にしてみる

自分の不安を可視化してとり組む

計画的にエクスポージャーを行うために、「不安階層表」をつくります。自分の感じる不安な状況を書き出し、各項目の不安度を点数化します。階層表ができたら自分なりのプランを立て（レッスン⑤・P80）レッスン②〜③の方法でエクスポージャーに挑戦しましょう。

Step 1 不安な場面・行動を書き出す

あなたが不安を感じる場面を、具体的に挙げていく。

例）電車、駅のホーム、映画館、ヘアサロン、
スーパーのレジに並ぶ、エレベーター、地下鉄、
新幹線、飛行機

Step 2 不安度を点数化してみる

もっとも不安の強いものを100点、不安のない場面を0点とし、点数をつける。ひとりで電車に乗ることを100点だとすると、パートナーとともに乗るときはどの程度なのかを考えてみる。

●不安の点数化の目安

強い不安	90〜100点
やや強い不安	60〜89点
中程度の不安	50〜59点
やや弱い不安	30〜49点
弱い不安	1〜29点
不安なし	0点

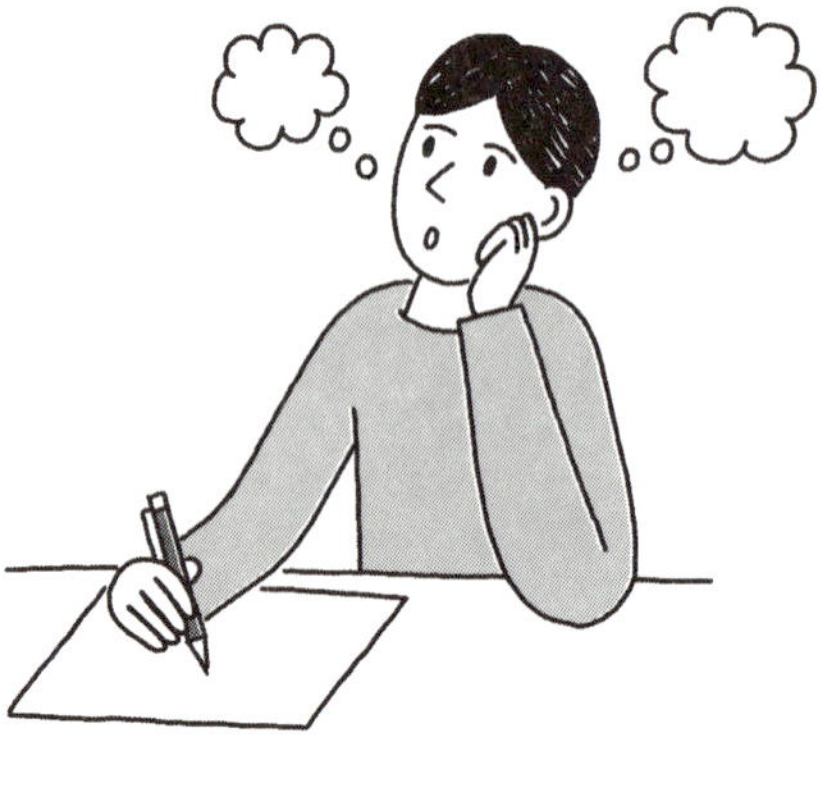

Step 3 不安階層表をつくる

Step 2 で点数をつけたものを一覧表にする。点数の高いものが対処できる点数まで下がるようにエクスポージャーにとり組む（すべてを 0 点にする必要はない）。

場面・行動	不安の点数(点)
混雑した電車に乗る	100
飛行機に乗る	100
エレベーターに乗る	85
ひとりでスーパーマーケットに買い物に行く	65
映画館に行く	55
妻といっしょにスーパーマーケットに買い物に行く	50
すいている電車に乗る	40
ひとりで近所を散歩する	35
妻といっしょにコンビニに買い物に行く	25
自室で横になって休む	0

たとえばこんな場面や行動も！

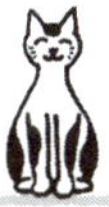

- □ ヘアサロンに行く
- □ 地下鉄に乗る
- □ 新幹線に乗る
- □ 車を運転する
- □ 高速道路を走る
- □ 会議室で中央の席に座る
- □ クリニックの待合室で待つ
- □ トンネルを歩く
- □ レジの列に並ぶ

など

基本は中難易度の課題から。表とグラフで視覚化する

1〜2か月で振り返りが大事

エクスポージャーはすぐに成果が出るわけではありません。多くの場合、くり返し時間をかけて行う必要があります。このとき、定期的な振り返りが欠かせません。1〜2か月経ったら、以前つけた点数とどう変化したのかをチェックし、その結果によって不安階層表を更新するといいでしょう。

どうしても〜したい！

高いモチベーションがあるとき

▼

強い不安	100点

の課題からとり組む

はっきりした動機と高いモチベーションがあるなら、強い不安の課題（100点）からとり組む方法もある。とり組むときに苦痛が大きく、時間はかかる。しかし、大きな課題の条件づけが早く消去されるため、全般的な不安から解放されるまでのスピードは早い。

プラス面

- 早く不安から解放される

マイナス面

- そのときの苦痛が大きい
- そのときには時間がかかる

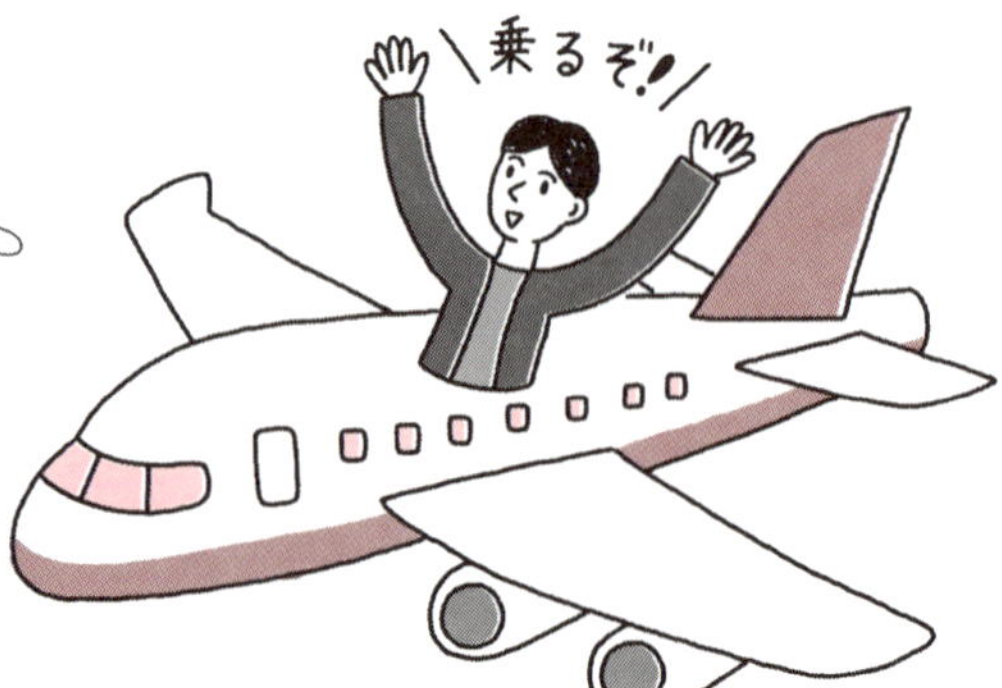

ときに強い不安の課題からとり組む方法もある

課題選びに迷うときは、真ん中（50点）あたりから始めましょう。うまくいかないときは、1～20点台の弱い不安からとり組む方法もあります。時間はかかりますが、ひとつひとつクリアしていきやすい面があります。

また、「来月、飛行機で出張に行かないといけない」など、必要に迫られている場合、強い不安場面からとり組むケースもあります。苦痛をともないますが、短時間で改善する効果が期待できます。

ぜんぜんうまくいかない……

勇気もやる気も元気も出ないとき

▼▼

弱い不安	1～20点

の課題からとり組む

エクスポージャーがうまくいっていないとき、やる気が出ないときは、簡単にできる弱い不安の課題（1～20点）にとり組む。弱い不安の課題は、1回1回はとり組みやすく、確実に課題が解決できる。ただ、不安全体を消していくには時間がかかる。

プラス面

- 1回ごとはとり組みやすい
- 確実に不安を減らせる

マイナス面

- トータルでは時間がかかる

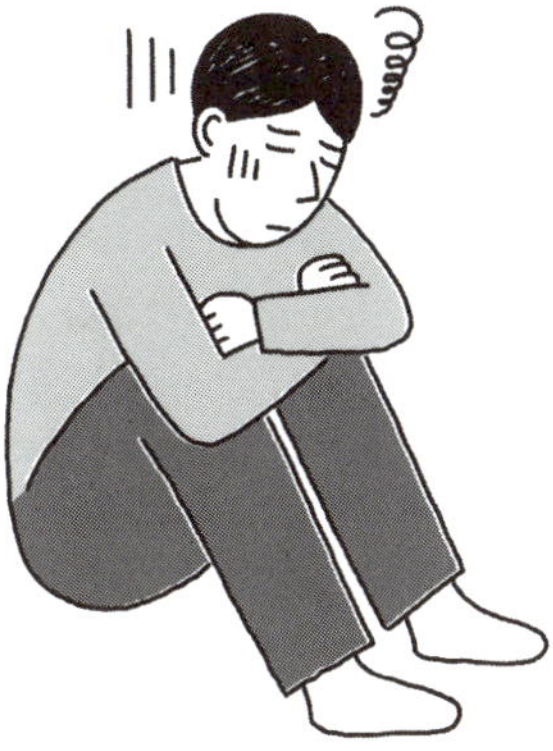

症状経過表

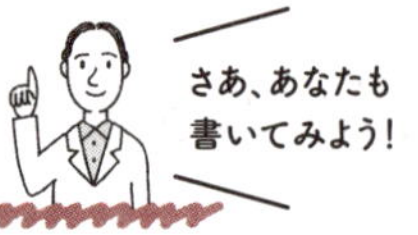

自分の不安階層表（P84）を見ながら、とり組む課題を決め、時間経過による不安の変化を観察する。

症状が まったく出ない　0　1　2　3　4　5　6　7　8　9　10　症状が もっともひどい

場面・行動	時刻		
	:		
	:		
	:		
	:		
	:		
	:		
	:		
	:		
	:		
	:		
	:		
	:		
	:		
	:		

エクスポージャーの ADVICE

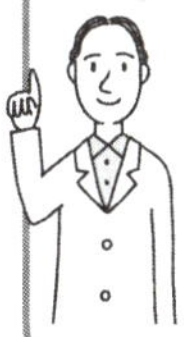

- 表やグラフの使い方はレッスン②～⑤（P74 ～ 81）を参照。
- 絶対に不安は減っていく。逃げ出さずに、最後まで自分の不安を観察。
- 失敗することはある。時間がかかることもある。でも、やりとげよう。
- 家でも練習しよう。落ち着いて自分の不安を観察できれば、不安から解放される。

症状経過グラフ

症状経過表に記した数値を、グラフに落とし込み、
折れ線グラフをつくる。

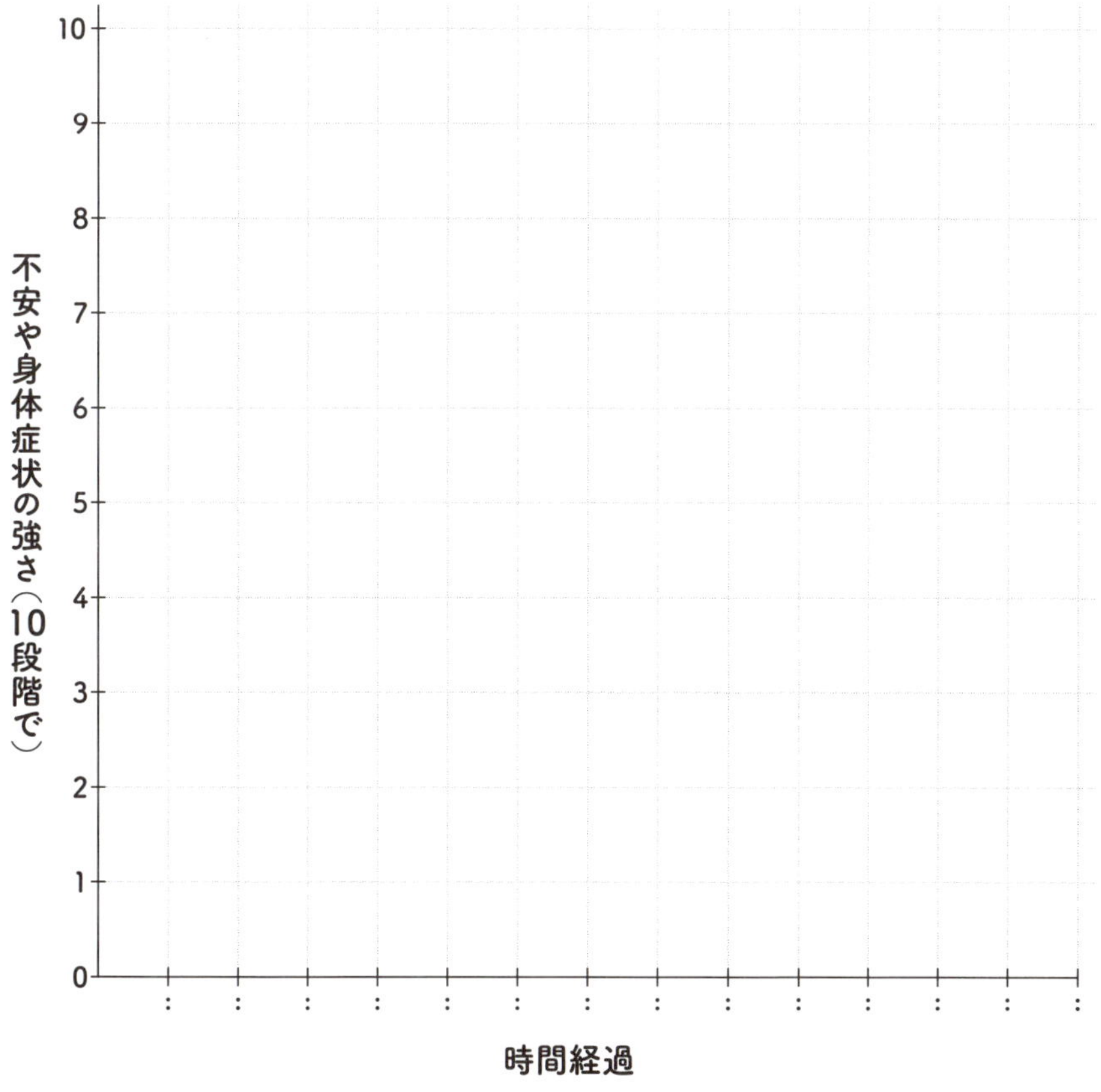

★コピーして使ってください。

不安階層表

自分が不安になる状況・場所を書き出し、0 ～ 100 点で点数化。
以下の表に上位から順に一覧にしていく。

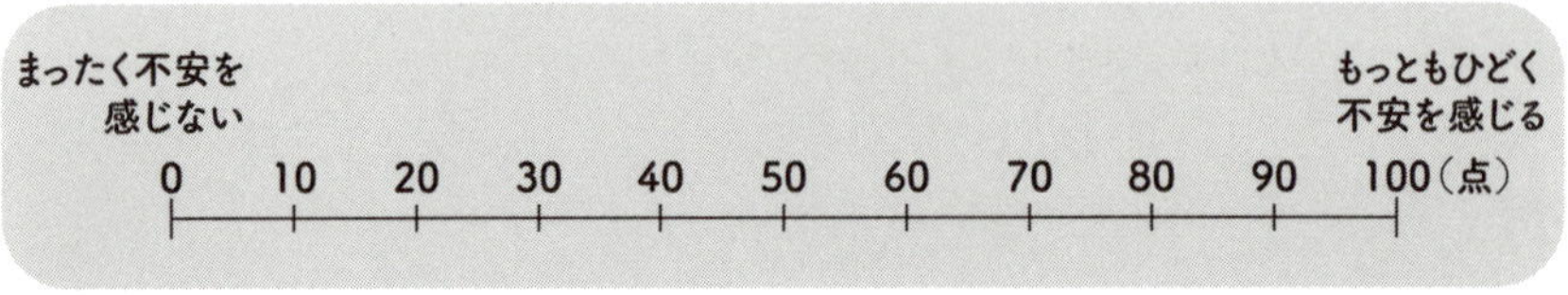

場面・行動	不安の点数（点）

不安が高まり発作のような状態になったときは……

息を吐くことを意識して

息苦しいと、つい息を吸おうとしてしまうが、吐ききらないと空気は入ってこない。ゆっくり長く息を吐ききる。その後も息を吐くほうに意識を向け、腹式呼吸をする。

安全な場所で

慌てず、焦らず、車の往来のない場所に移動。安全確保が最優先。

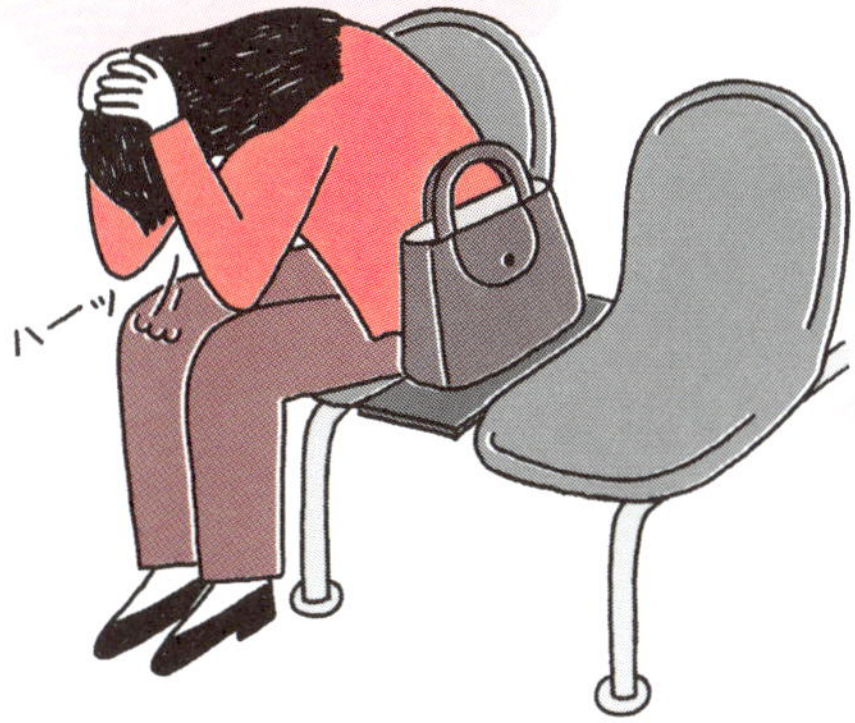

ラクな姿勢で

椅子に座れるなら、絵のように手を頭に当て、頭を下げる。横になれるなら、腹ばいになる。

エクスポージャーでは、そこに行ったら予期不安が起こることを承知したうえでとり組まなければなりません。

でも、「不安と戦う」「不安に耐える」「不安をがまんする」というモードになるのはかえって危険です。緊張が高まってしまい、交感神経が優位になり、さらに予期不安が高まってしまいます。

不安が高まったときにどうすればいいのか、上記のように呼吸を意識するなど、自分なりの方法をもっておくことは大切です。

なにより大事なのは、慌てたり、焦ったりしないことです。時間が過ぎるのを待ちましょう。

続けていくことで、ラクになり、自由に行動できるようになります。

エクスポージャーの注意点

不安をゼロにしなくてもいい。扱えるレベルまでの改善を目指す

パニック症の人は不安や不安にともなう自分の内部感覚に注意が向きやすいため、心身の変化を敏感に感じとります。注意を外部に振り向けるようにしましょう。

新たな制約を生まないよう、対処法にこだわらない

私たちのまわりにはたくさんの情報がありますが、脳はひとつの情報しか処理できません。たとえばいやなことがあっても、映画や読書などなにかに集中しているときは多くの場合、忘れています。

発作が起きそうになったら、意識的に症状以外のなにかに注意を向けます。周囲に人がいる状況なら、たとえば自分の手に集中し、皺を見ながら開閉するとか、他人の服装や癖を観察するとかの方法があります。他人に意識を向けると自分を客観視しやすくなって不安がやわらぎます。

日常生活でも、音楽を聴いたり本を読んだりするなど気晴らしのレ

パートリーを増やしましょう。意識を外に振り向ける練習になります。

ただし、特定の対処法に固執しない注意も必要です。たとえば発作予防の頓服薬を毎日のんでいると、のみ忘れたとき不安になるように、ひとつの対処法に依存しすぎると新たな条件づけが生じてしまいます。

治療目標は治療途中で変わっていくもの

「電車で通勤できるようになりたい」など、具体的な目標は治療のモチベーションになりますが、最初から「不安をゼロにする」ことを目指す必要はありません。自分で対処できるレベルにすることが目標です。

始めは「日常生活で困らない」ことを目標に。困らないレベルは人それぞれですが、いま、もっとも困っている症状がコントロールできるようになれば、かなり気分もラクになります。

症状の改善状況により、治療の目標も徐々に変化します。

たとえば、10年以上一度も電車に乗れなかった人が電車で買い物に行けるようになると、今度は「もう少し遠くまで行けるかも」「新幹線に乗れるかも」と、少しずつ目標も高くなります。

最初から見えない頂上を目指すのではなく、近くのゴールを目指します。いつのまにか「こんなによくなった」と思えるようになるでしょう。

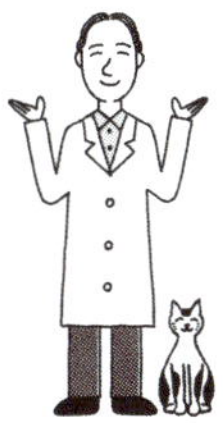

普段の生活のなかでも、
リラクゼーションを心がけることは大切です。
日常での不安のレベルを
下げるように
リラクゼーション法をマスターしましょう。

次のページから紹介します！

がんばりましょう（P88～91）。

普段からやっておくべき

パニック症をやわらげる リラクゼーション法

座って 腹式呼吸

心のなかで数を数えながら行う。

何度かくり返すと体も気持ちもほぐれていく。

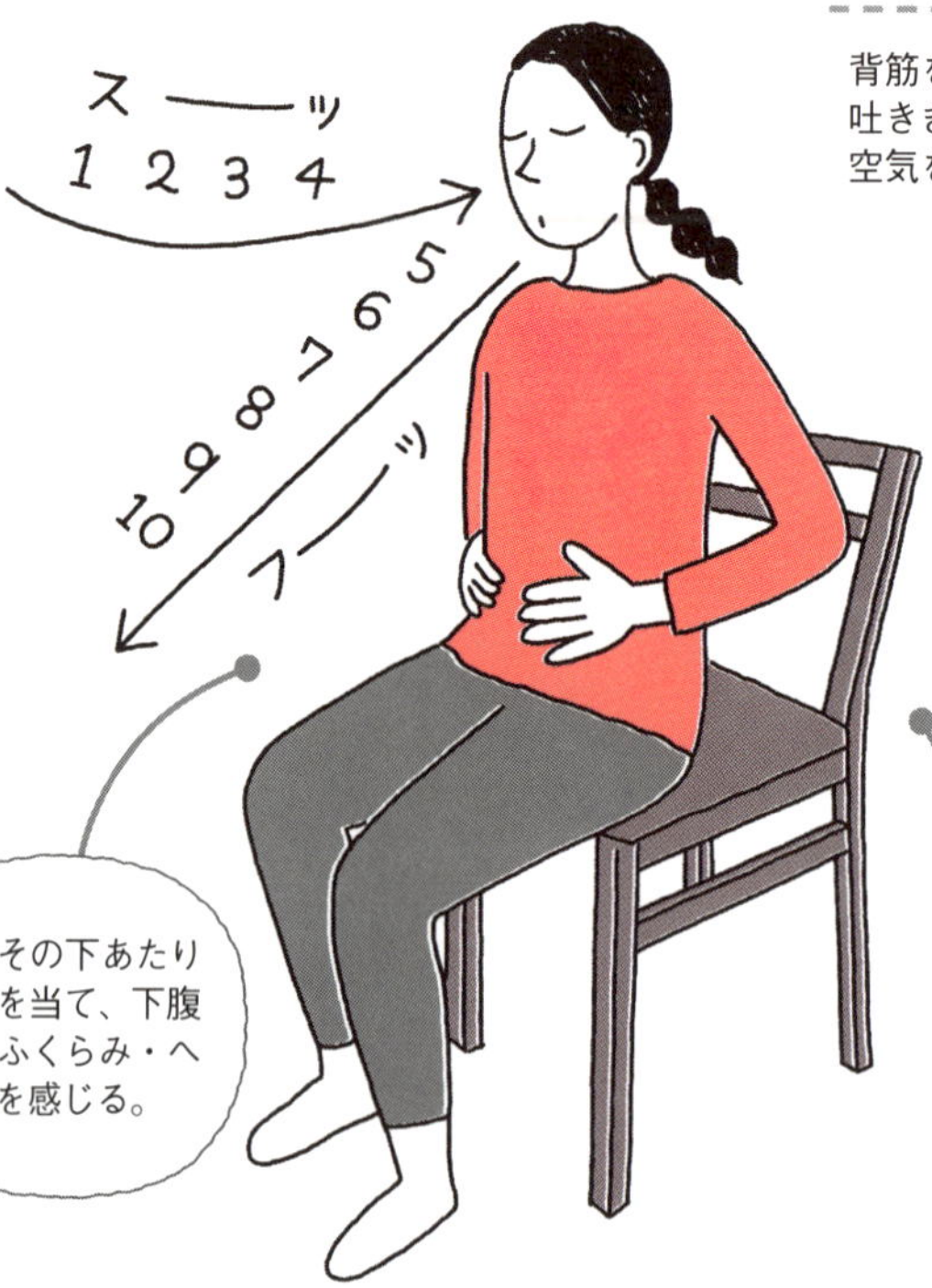

おへその下あたりに手を当て、下腹部のふくらみ・へこみを感じる。

背はもたれず、椅子に浅めに腰かける。

❶ 息を吐ききってから吸う

背筋を伸ばし、体の力を抜き、息を吐ききる。その後、鼻からゆっくり空気を吸い込む。

❷ 細く長く息を吐く

おなかをへこませながら、口からゆっくりと細く長く息を吐いていく。吐ききったら、また鼻から空気を吸い込む。

寝転んで 腹式呼吸

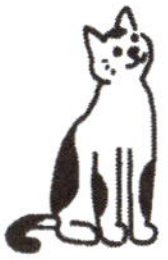

就寝前がおすすめ。
副交感神経が優位になって、
心身がほぐれ、ぐっすり眠れるよ！

❶ 仰向けになり 鼻から吸う

仰向けになり、おなかに手を当て、まず息を吐ききる。その後、鼻からゆっくり空気を吸い込む。

❷ 口から細く 長く息を吐く

おなかをへこませながら、口からゆっくりと細く長く息を吐いていく。吐ききったら、また鼻から空気を吸い込む。

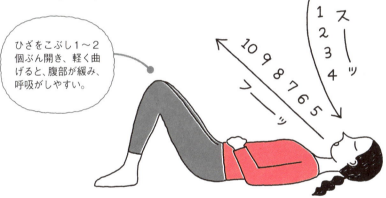

ひざをこぶし1～2個ぶん開き、軽く曲げると、腹部が緩み、呼吸がしやすい。

リラクゼーション法とは心身をリラックスさせてストレスをやわらげる方法です。

筋肉に力が入っていたり、無理な姿勢を取っていたりすると交感神経が優位になって不安や恐怖が生じやすくなります。

リラクゼーション法を行うと副交感神経が活発になるので緊張がほぐれ、不安が起きにくくなります。また、すでに生じた不安をやわらげる効果もあります。

リラクゼーション法には呼吸法や筋弛緩法などさまざまなやり方がありますが、とくに腹式呼吸はいつでもどこでもできるので覚えておくとよいでしょう。

ドキドキや息苦しさ、めまいなどの症状を感じたときに行えば症状を緩和することができます。

漸進的筋弛緩法

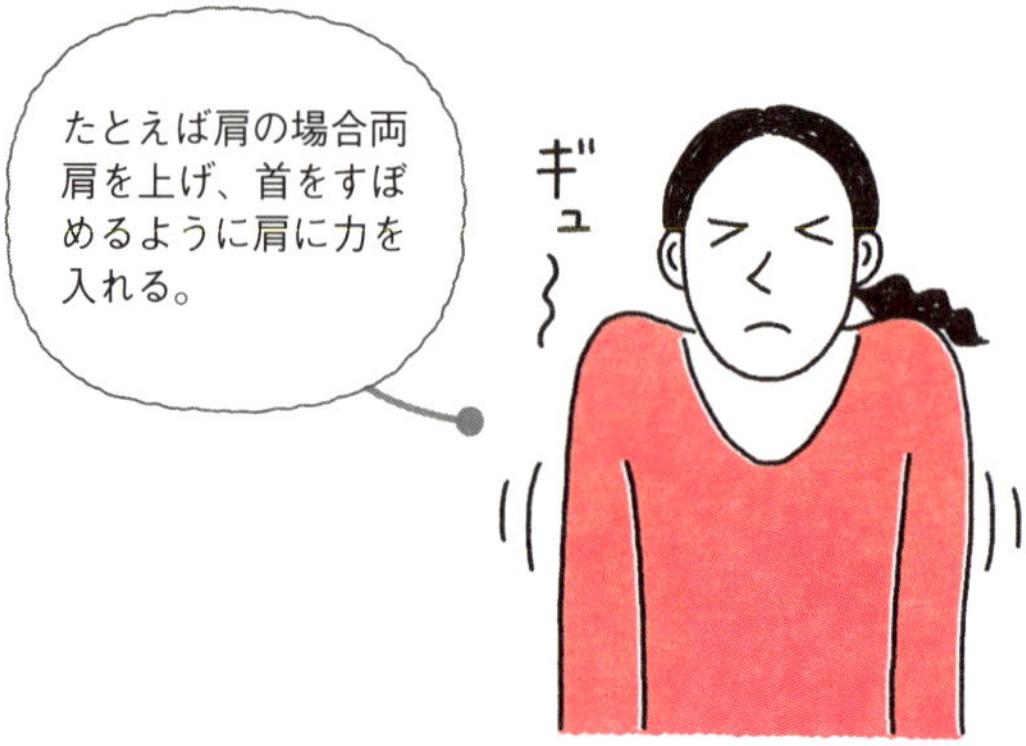
たとえば肩の場合両肩を上げ、首をすぼめるように肩に力を入れる。
ギュ〜

基本動作

❶ 10秒間力を入れる

各部位（P91）の筋肉について行う。10秒間力を入れて緊張させる。

ストン

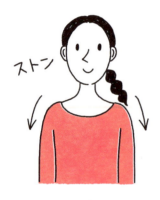

基本動作

❷ 15～20秒間脱力する

❶の状態からパッと力を抜き、15～20秒間脱力し、筋肉を緩める。

漸進的筋弛緩法とは、筋肉の緊張と脱力をくり返して行うリラクゼーション法です。

体の緊張を解くには筋肉の力を抜く必要がありますが、普通の状態からいきなり脱力するのは難しいものです。そのため、いったん筋肉に力を入れて緊張を保ってから力を抜いて緊張を解きます。

基本的なやり方は次の通りです。座っていても、横になっても構いません。目を軽く閉じます。顔の力も抜いて口はぽかんと開けた状態にします。

両手、上腕、背中、肩など各部位に力を入れて10秒間緊張させた後、一気に力を抜いて15～20秒間脱力します。

最後に全身の筋肉に一度に力を入れて10秒間緊張させた後、力を

1 両手
手を握り、ゆっくり広げて筋肉を緩める。

2 上腕
握りこぶしを肩に近づけ、上腕に力を込めてから、脱力、弛緩する。

3 背中
②のように曲げた上腕を外に広げ、肩甲骨をギューッと寄せ、脱力・弛緩。

4 肩
両肩を上げて、ストンと落とす（P90）。

5 首
右側にひねり、脱力。左側にひねり、脱力。

6 顔
口をすぼめ、顔の中心に向けて筋肉を収縮させ、脱力。

7 腹部
おなかに手を当て、手を押し返すように力を込めてから、緩める。

8 足
足先を伸ばし、緩める。次につま先を上げて、緩める。

9 全身
①〜⑧までの全身の筋肉を一度に緊張させ、ゆっくり力を抜き、脱力・弛緩する。

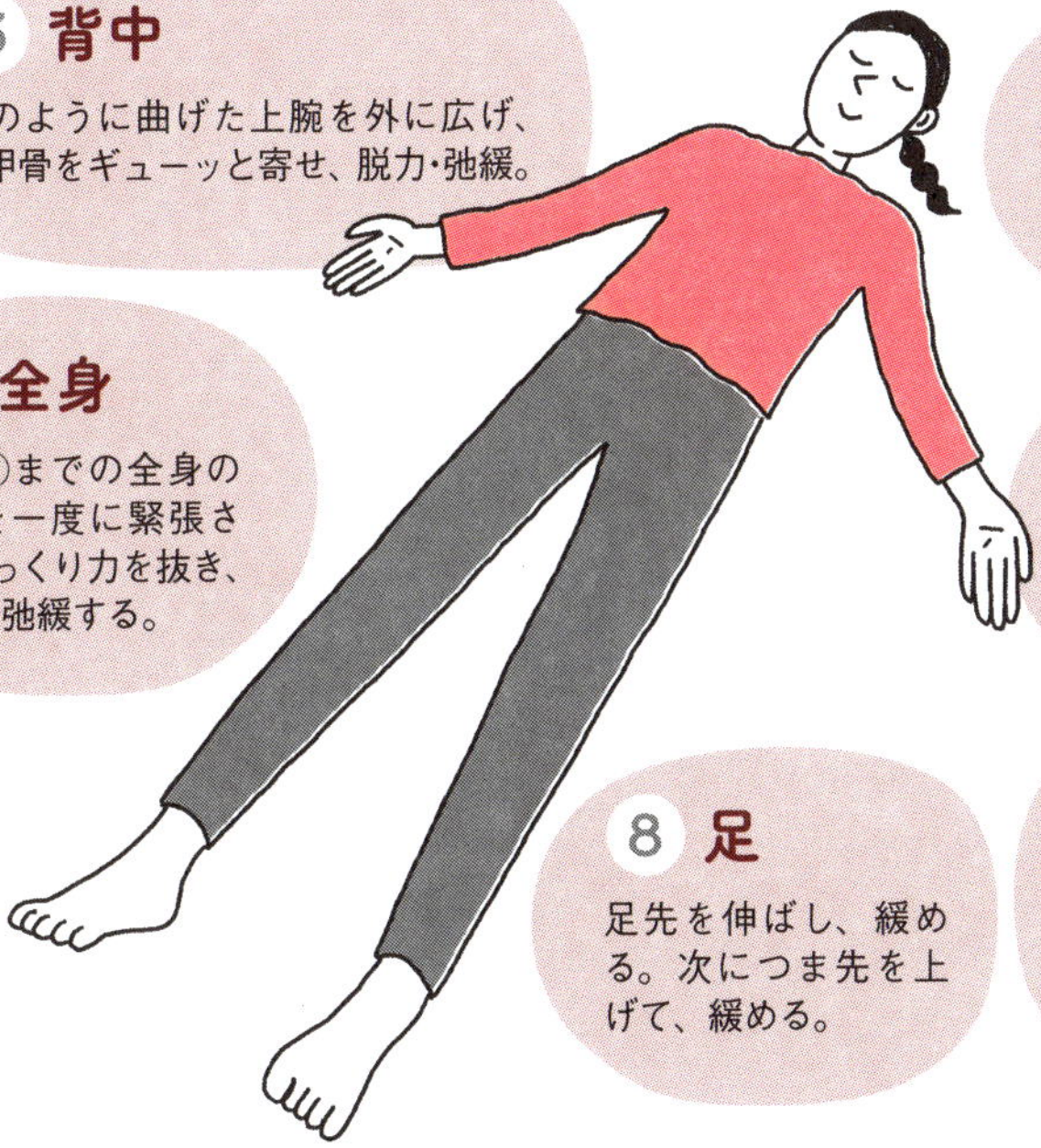

ゆっくり抜いて15～20秒間脱力します。

筋弛緩法を行う際は、部位ごとに筋肉の緊張と弛緩した状態を観察してください。こわばった体が緩んでいく感覚を実感すると気持ちもリラックスしていきます。

最後に鼻からゆっくり息を吸っておなかにためた後、ゆっくり口から吐きます。これを数回くり返しましょう。

漸進的筋弛緩法は一度にすべての部位を行わないといけないわけではありません。一か所ずつでもよいので、一日数回行いましょう。

たとえば、電車内で手のひらを強く握ったり開いたり、オフィスの椅子に座って足先を伸ばしたりするなど、こまめに体をリラックスさせる習慣をつけてください。

治療のゴール

あなたが望む生活を治療のゴールに

「どのくらいの期間で治りますか」と尋ねる患者さんもいますが、パニック症は病状の段階や症状が多様なので、何か月とか何年とか、一概に答えることはできません。

治療が長期化しているなら、治療プランを練り直す

患者さんのなかには、まったく電車に乗ることができなかったのに半年〜1年程度で自由に行動できるようになった人もいれば、20年以上症状に悩まされている方もいます。

たとえば「電車と飛行機に乗れません」という患者さんの場合、その状況を避けて生活しています。広場恐怖の場所・状況を避けていると、条件づけされた予期不安は持続してしまいます。

総じて、症状が予期せぬパニック発作だけで予期不安がそれほど重くない患者さんは、予期不安や広場恐怖まで症状が進展している患者さん

に比べて治りやすいといえます。早期に治療にとり組むことは有効です。

治療が長期化している患者さんのなかには、パニック症のある生活が当たり前になっていて、2～3か月ごとに薬を受けとることを目的にクリニックを訪れる方もいます。しかし、このような場合でも、改めて治療プランを見直し、エクスポージャーにとり組めば、条件づけされた予期不安や広場恐怖で制限されていた生活範囲を広げることができます。

1～2週間ごとなどこまめに受診することが大切

エクスポージャーは自分ひとりでも行える治療法ですが、医師や心理士の指導を受けながら行うほうが効果的です。10～20分程度の診療でも、数か月程度続けると効果が実感できるはずです。

病状の段階や主体となる問題、ほかの病気や合併症によって異なりますが、予期せぬパニック発作が薬で抑えられており、予期不安と広場恐怖が中心的な症状というケースの場合、1～2週間ごとなどこまめに受診し、治療担当者と相談して治療を進めていくようにします。

受診間隔が長いと、長年の認知や行動パターンがくり返され、広場恐怖がそのまま維持されることが多いため、対処パターンを変え、それに有効なエクスポージャーにとり組む必要があるためです。

10年乗れなかった電車にも乗れるようになる

東京在住で10年以上電車に乗っていないという患者さんがいました。始発駅に止まっている空いた電車に乗ることから始めましたが、ドアが閉まる寸前に耐えきれなくなって降りてしまうことを、5～10回くり返しました。パートナーに協力してもらいながら少しずつ慣らしていき、ついには10年ぶりに動く電車にも乗れるようになりました。

みなさんも、治療は焦らずに根気よく続けていただきたいと思います。

長年制限された生活を送っていた人でも治療できる

最終的に治療をどこまで行うかは、患者さんが求める生活によって異なります。ご本人やご家族、医師が患者さんにとってベストな状態とはなにかを考え、そのために必要な治療を検討していきます。

患者さんのなかには数年~数十年以上、「早朝の電車が空いている時間帯に出勤」「時間はかかるけれど各駅停車で出勤」「毎日頓服薬をのんでから出勤」しているという方がいらっしゃいます。「家族旅行はいつも留守番」「高層ビルでもエレベーターには乗らず階段を利用」「散髪はつねに自宅で」などと制限された生活を送っている方もいます。ただ、このような場合でも「調子よく安定しています」と話す方がいます。

そのような方のなかにも、あるとき「ずっと治療しているのに治っていない」と思い直し、「どうすれば治りますか?」と相談に来られる方がいます。もっと自由な生活がしたいと思われたのでしょう。その方に合ったペース・内容でエクスポージャーにとり組んでもらいます。

「制約のない生活をしたい」という気持ちが少しでもあれば、医師に相談してください。患者さんの「治したい」という気持ちさえあれば条件づけされた予期不安・広場恐怖の治療を前に進めることができます。

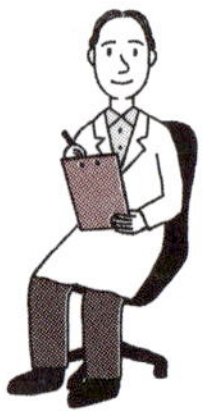

以前はできたことを諦めていませんか?
治療にとり組めば改善可能な病気です。
いっしょにがんばっていきましょう!

おわりに

「予期しないパニック発作」をくり返していることも、「レスポンデント学習で条件づけられた予期不安により行動が制限される広場恐怖」を抱えていることも、症状は違えどもつらい状態です。予期しないパニック発作には薬物療法が、特定の場面に対する予期不安・広場恐怖には条件づけを消去するエクスポージャーを中心とした認知行動療法が、優れた効果を発揮します。

パニック症は、一般的な医療機関で受ける検査では異常が見られませんが、神経機能的には、発作がないときでも脳内の不安中枢である扁桃体の活動性が高まっています。SSRIによる薬物治療では、扁桃体や脳幹の神経核の活動を抑え、エクスポージャーを中心とした認知行動療法が有効だった例では、前頭葉の働きが強化され、扁桃体や記憶に関係する海馬などをコントロールしていると考えられます。

つらい症状が多いなかでも、発作の頻度が減り、持続的な不安がやわらいでいく過程や、長く制限された活動が徐々に広がり、自由に制限なく生活できるようになる過程では、解放されたような心地よい体験をされる方が多くいらっしゃいます。

本書が症状の改善や生活の安定に役立つことができれば、大変うれしく思います。

境 洋二郎（さかい・ようじろう）

心療内科医・精神科医。横浜クリニック院長。

福岡県出身。1996年筑波大学医学専門学群卒業、1996年国立国際医療センター内科研修医、1998年横浜労災病院心療内科専修医、2004年東京大学大学院医学系研究科ストレス防御・心身医学（心療内科）修了。2004年マギル大学モントリオール神経科学研究所博士研究員、2006年福島県立医科大学神経精神医学講座助手・助教、2011年横浜労災病院心療内科副部長等を経て、2014年より心療内科・神経科赤坂クリニック勤務。2022年より現職。パニック症の認知行動療法前後の脳内グルコース代謝についての研究にて医学博士取得。心療内科専門医、日本精神神経学会精神科専門医、日本医師会認定産業医、精神保健指定医。

●横浜クリニック　https://fuanclinic.com/yokohama/

［参考文献］

『DSM-5-TR™　精神疾患の分類と診断の手引』日本精神神経学会 日本語版用語監修、
髙橋三郎、大野 裕　監訳（医学書院）

「恐怖条件付けの消去」境 洋二郎（ケセラセラvol.111）

「不安・恐怖での活動制限がなくなり、自由に行動できる時」境 洋二郎（ケセラセラvol.112）

「不安症の脳内活動 恐怖ネットワーク」境 洋二郎（ケセラセラ2023年9月号 vol.115）

「パニック症の脳内活動 治療前非発作安静時 ―大学院時代のPET研究―」
境 洋二郎（ケセラセラ2024年1月号 vol.119）

「パニック症の脳内活動 認知行動療法による脳内活動の変化 ―大学院時代のPET研究―」
境 洋二郎（ケセラセラ2024年5月号 vol.123）

Gorman JM, Kent JM, Sullivan GM, Coplan JD: Neuroanatomical hypothesis of panic disorder, revised. Am J Psychiatry 157:493-505, 2000

Sakai Y, Kumano H, Nishikawa M, Sakano Y, Kaiya H et al. Cerebral glucose metabolism associated with a fear network in panic disorder. Neuroreport 2005; 16(9):927–931.

Sakai Y, Kumano H, Nishikawa M, Sakano Y, Kaiya H et al. Changes in cerebral glucose utilization in patients with panic disorder treated with cognitive-behavioral therapy. Neuroimage. 2006 Oct 15;33(1):218-26.

心のお医者さんに聞いてみよう

パニック症《しょう》「発作《ほっさ》が怖《こわ》い！」がなくなる本

予期不安・広場恐怖症の治療法

2025年 4 月 30 日　初版発行

監修者・・・・・・・・境《さかい》 洋二郎《ようじろう》

発行者・・・・・・・・塚田太郎

発行所・・・・・・・・株式会社大和出版

東京都文京区音羽1−26−11　〒112−0013
電話　営業部03-5978-8121 ／編集部03-5978-8131
https://daiwashuppan.com

印刷所・・・・信毎書籍印刷株式会社

製本所・・・・株式会社積信堂

ISBN978-4-8047-6455-9